Dr. med. Christiane Lentz
Krankheiten selbst behandeln

Dr. med. Christiane Lentz

Krankheiten selbst behandeln

Heilmittel und Medikamente
von A bis Z

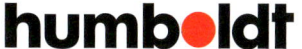

Bibliografische Information der Deutschen Nationalbibliothek
Die Deutsche Nationalbibliothek verzeichnet diese Publikation in der Deutschen
Nationalbibliografie; detaillierte bibliografische Daten sind im Internet über
http://dnb.ddb.de abrufbar.

ISBN 978-3-86910-322-8 (Print)
ISBN 978-3-86910-446-1 (PDF)
ISBN 978-3-86910-445-4 (EPUB)

Die Autorin: Dr. med. Christiane Lentz ist Ärztin und war viele Jahre Lektorats-
leiterin für Gesundheit bei verschiedenen Verlagen. Sie hat bereits zahlreiche Ratgeber als Autorin und Co-Autorin verfasst.

Originalausgabe

© 2011 humboldt
Eine Marke der Schlüterschen Verlagsgesellschaft mbH & Co. KG,
Hans-Böckler-Allee 7, 30173 Hannover
www.schluetersche.de
www.humboldt.de

Lektorat: Dagmar Fernholz, Köln
Innengestaltung: akuSatz Andrea Kunkel, Stuttgart
Titelfoto: Shutterstock / Yuri Arcurs
Satz: PER Medien+Marketing GmbH, Braunschweig
Druck: Grafisches Centrum Cuno GmbH & Co. KG, Calbe

Hergestellt in Deutschland.
Gedruckt auf Papier aus nachhaltiger Forstwirtschaft.

Inhalt

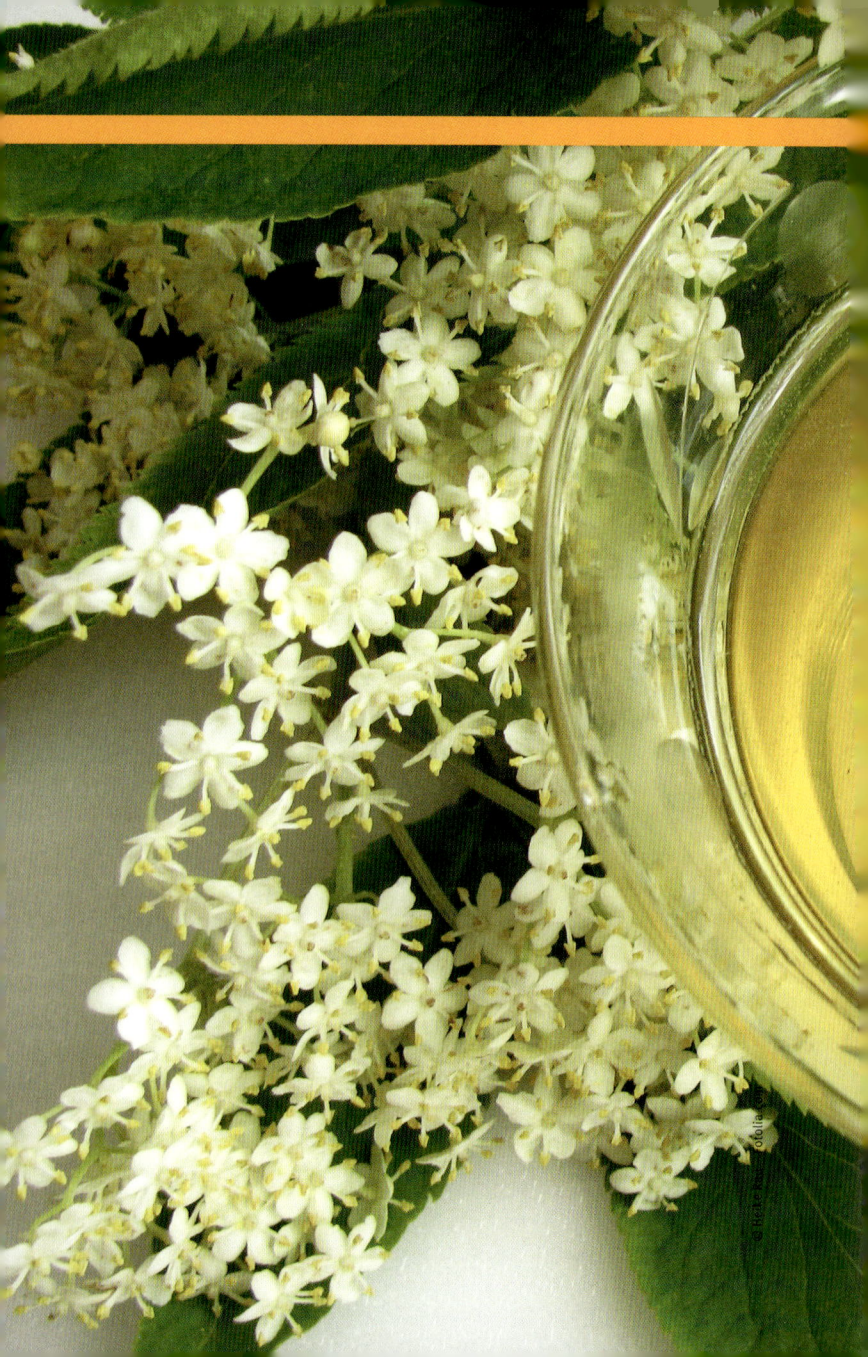

Heilmittel zu Hause anwenden

Eine Vielzahl von Hausmitteln, Heilkräutern und Anwendungen mit Wasser, Wärme oder Kälte können helfen, einfache Alltagsbeschwerden und Befindlichkeitsstörungen rasch zu lindern. Damit diese Heilmittel aber ihre volle Wirksamkeit entfalten können, müssen Sie einige wichtige Regeln beachten. Auch scheinbar harmloses Wasser oder Kräuter können – falsch eingesetzt – schwerwiegende Folgen nach sich ziehen.

So helfen Sie sich selbst

Fast jeder plagt sich ein oder mehrere Male im Jahr mit einer Erkrankung oder mit Beschwerden herum, die sein Wohlbefinden mehr oder weniger stark beeinträchtigen – sei es ein banaler Schnupfen, ein Kater, ein Hexenschuss oder ernsthaftere Krankheiten wie eine „echte" Grippe, ein Magengeschwür oder rheumatische Beschwerden. Oft möchte man nicht sofort zum Arzt gehen und sich Medikamente verschreiben lassen, sondern sich erst einmal selbst behandeln – und in vielen Fällen ist das auch vollkommen ausreichend. Denn es gibt eine Vielzahl von Naturheilmitteln und Anwendungen, die Sie selbst wirkungsvoll zur Linderung Ihrer Beschwerden einsetzen können. Dieses Buch bietet Ihnen dazu viele Tipps und Ratschläge.

Für Erwachsene und Kinder geeignet

Das Buch ist in die zwei Bereiche Behandlung und Vorbeugung aufgeteilt. Im ersten Teil finden Sie die häufigsten Krankheiten und Beschwerden im Erwachsenenalter. Daran schließen sich die typischen Kinderkrankheiten an sowie die wichtigsten Erste-Hilfe-Maßnahmen, um bei Unfällen und Verletzungen angemessen handeln zu können. Der zweite Teil des Buches stellt Ihnen viele Möglichkeiten vor, wie Sie Krankheiten und Beschwerden mit einfachen Mitteln erfolgreich vorbeugen und Ihre Gesundheit auf Dauer stabil halten können. Um Ihnen das Nachschlagen zu erleichtern, sind die jeweiligen Kapitel alphabetisch sortiert.

Wenn Sie krank sind

Beschwerden deuten

Die unter dem einzelnen Krankheitsstichwort aufgezählten möglichen Symptome sollen Ihnen helfen, Ihre Beschwerden richtig zu deuten. Es müssen nicht immer alle Symptome gleichzeitig auftreten. Manchmal zeigt man nur ein oder zwei der genannten – oder es treten Symptome auf, die hier nicht aufgelistet sind, da sie sehr selten sind.

Nach den Ursachen forschen

Nur einige Erkrankungen entstehen durch eine einzige Ursache – z. B. wird die Gürtelrose von einem bestimmten Virus ausgelöst. Viele Beschwerden hingegen können eine Menge ganz unterschiedlicher Ursachen haben, oft müssen auch einige Faktoren zusammenkommen, damit eine Krankheit ausbricht. Die unter den einzelnen Stichwörtern aufgeführten möglichen Ursachen helfen Ihnen, auch einmal an nicht ganz so nahe liegende Gründe für ein Unwohlsein zu denken. Vielleicht können Sie dann ja diese Gründe (z. B. Risikofaktoren wie übermäßige Stressbelastung) ausschalten, und Sie fühlen sich dadurch besser – ganz ohne Behandlung.

Grenzen der Selbstbehandlung

Im Allgemeinen gilt: Wenn die Beschwerden nach 3 Tagen nicht besser werden oder sich gar verschlimmern, müssen Sie einen Arzt aufsuchen. Auch bei plötzlich auftretenden, sehr starken bzw. kolikartigen Schmerzen, Kreislaufstörungen, Lähmungserscheinungen und anderem ist der Gang zum Arzt unvermeidlich. Möglicherweise müssen Sie sogar einen Notarzt rufen. Unklare Beschwerden sollten Sie unbedingt von Ihrem Hausarzt oder einem Facharzt abklären lassen, denn eine unsachgemäße oder zu spät einsetzende Behandlung kann auch einmal schwerwiegende Folgen haben.

Kranke Kinder behandeln

Ist Ihr Kind krank, hat es z. B. Fieber, Hautausschlag, Durchfall und/oder Erbrechen, sollten Sie unbedingt Ihren Kinderarzt aufsuchen. Er kann dann die Diagnose stellen und die entsprechende Behandlung einleiten. Vor allem kranke Säuglinge sollten Sie vom Arzt untersuchen lassen. Kinder benötigen Medikamente, die zum Teil erheblich niedriger dosiert sind als für Erwachsene. Viele Wirkstoffe, die für Erwachsene geeignet sind, sind für Kinder gefährlich. Die entsprechenden Hinweise und Altersangaben finden Sie in der Packungsbeilage. Besser ist es jedoch, sich vom Kinderarzt beraten zu lassen.

Was Sie beachten müssen

Wenn Sie sicher sind, an welcher Erkrankung Sie leiden, können Sie die vorgestellten Anwendungen durchführen. Sie sollten sich allerdings auf eine Methode oder Rezeptur beschränken – denn viel hilft nicht immer viel. Nur wenn diese Anwendung nicht hilft, probieren Sie eventuell eine weitere aus. Nicht jeder reagiert auf jedes Heilmittel gleich! Gelegentlich sind zwei gegensätzliche Behandlungen angegeben, z. B. Wärme oder Kälte. Testen Sie dann, welche Temperatur Ihnen Linderung verschafft.

Bei chronischen Grunderkrankungen

Wenn Sie z. B. an Bluthochdruck (Hypertonie), Diabetes mellitus (Zuckerkrankheit), einer Herz-, Leber- oder Nierenerkrankung leiden, müssen Sie sich vor der Selbstbehandlung immer mit Ihrem behandelnden Haus- oder Facharzt absprechen. Nur er kann entscheiden, ob das Heilmittel auch wirklich geeignet und für Sie nicht sogar schädlich ist. Beispielsweise sind warme oder heiße Bäder sehr belastend für Herz und Kreislauf – also nicht geeignet für Herzkranke oder Patienten mit schwachem Kreislauf. Einige Heilkräuter, wie Rosmarin, können den Blutdruck in die Höhe treiben – Patienten mit Hypertonie müssen daher auf die Anwendungen mit diesen Kräutern verzichten. Bestimmte Heilpflanzentees wirken stark wassertreibend, sie dürfen z. B. bei eingeschränkter Herz- oder Nierentätigkeit gar nicht oder nur auf genaue Anweisung des Arztes getrunken werden.

Während Schwangerschaft und Stillzeit
Heilanwendungen und die Einnahme von Medikamenten – egal ob synthetische oder pflanzliche Präparate – sowie den Einsatz von Heilkräutern als Tee oder Tinkturen müssen Sie unbedingt mit Ihrem Hausarzt oder Gynäkologen absprechen. Viele Substanzen können dem ungeborenen Kind schaden oder z. B. vorzeitige Wehen auslösen.

Bei Allergien
Leiden Sie an einer Allergie gegen bestimmte Pflanzen oder Pflanzengruppen (z. B. Korbblütler), gegen Nahrungsmittel oder chemische Substanzen, müssen Sie natürlich auf die Anwendung mit den entsprechenden Pflanzen oder Substanzen verzichten. Es könnte sonst zu schwerwiegenden allergischen Reaktionen bis hin zum lebensgefährlichen allergischen Schock kommen.

Heilmittel und Medikamente

Heilkräuter
Kaufen oder sammeln

Heilkräuter geprüfter Qualität erhalten Sie in Apotheken, Reformhäusern und speziellen Kräuterläden. Sie können allerdings auch viele Pflanzen selbst sammeln und trocknen. Dazu müssen Sie sich aber in der Pflanzenkunde gut auskennen – sicherer ist es, die benötigten Kräuter zu kaufen.

Lagerung

Bewahren Sie Ihre Heilkräuter immer nach Sorten getrennt in dunklen, luftdicht verschlossenen Dosen auf. Vermerken Sie das Abfülldatum auf den Verpackungen, damit Sie überalterte Kräuter rechtzeitig durch neue ersetzen können.

Dosierung

Richten Sie sich unbedingt nach den in den Rezepturen angegebenen Dosierungen. Trinken Sie nur die pro Tag empfohlene Menge an Tee – Überdosierungen können schwerwiegende Folgen haben.

Aromaöle
Einkauf

Bei Aromaölen sollten Sie unbedingt auf Qualität achten, d. h., kaufen Sie nur 100-prozentig naturreine ätherische Öle. Sie erhalten sie in Apotheken, Reformhäusern und speziellen Fachgeschäften.

Anwendung und Risiken

■ Ätherische Öle sind (bis auf wenige Ausnahmen) nur für die äußerliche Anwendung gedacht.

■ Allergiker sollten vor der Anwendung 1 Tropfen des Aromaöls auf den Unterarm reiben. Wenn nach 2 Stunden keine Hautreaktion aufgetreten ist, ist das Öl verträglich.

■ Patienten mit Bluthochdruck sollten folgende ätherische Öle meiden, da sie den Blutdruck erhöhen: Rosmarin, Salbei, Ysop und Thuja.

■ Epileptiker dürfen folgende Öle nicht anwenden: Basilikum, Fenchel, Kampfer, Krauseminze, Salbei, Thuja, Wermut, Ysop, Zeder und Zypresse.

■ Ätherische Öle können die Wirkung homöopathischer Medikamente beeinträchtigen oder ganz aufheben – daher nie beide Heilmittel gleichzeitig einsetzen.

■ Patienten mit Asthma bronchiale oder spastischer Bronchitis sollten nicht mit Kampfer, Eukalyptus oder Menthol inhalieren. Dies könnte zu einer Verschlechterung der Beschwerden führen.

Medikamente

→ Unter jedem Krankheitsstichwort finden Sie die Rubrik „Medikamente, die helfen". Es handelt sich um synthetische und pflanzliche Wirkstoffe, die Sie ohne Rezept in Ihrer Apotheke kaufen können. Stehen für den jeweiligen Fall nur rezeptpflichtige Medikamente zur Verfügung, ist dies ausdrücklich vermerkt (z. B. bei Antibiotika).

→ Auf die Nennung von Präparatenamen wurde verzichtet, da die meisten Wirkstoffe von mehreren Pharma-

firmen angeboten werden. In Ihrer Apotheke wird
man Ihnen aber sicherlich gerne das beste und preis-
günstigste Präparat mit dem gewünschten Wirkstoff
empfehlen.

→ Richten Sie sich bei der Einnahme der Medikamente unbedingt nach der Dosierungsanleitung der
Packungsbeilage oder nach der Verordnung Ihres
behandelnden Arztes.

→ Die meisten Medikamente sind nicht zur Daueranwen-
dung geeignet (Ausnahme ist die Therapie chronischer
Krankheiten). Richten Sie sich auch dabei nach der
Packungsbeilage bzw. der Anweisung des Arztes.

Maßnahmen für den Notfall

Das Erste-Hilfe-Kapitel (ab Seite 177) soll Ihnen Tipps für
das Verhalten im Notfall geben. Einen Erste-Hilfe-Kurs
beim Roten Kreuz oder einer ähnlichen Einrichtung kann
es allerdings in keinem Fall ersetzen. Nur dort können Sie
die Notfallmaßnahmen richtig erlernen und einüben. Für
die Erste Hilfe bei Kindern werden spezielle Kurse angeboten.

Vorbeugen und gesund bleiben

Sich tagtäglich dynamisch den Herausforderungen des Lebens stellen können – das ist wohl der Wunsch der meisten
Menschen. Das braucht kein Wunsch zu bleiben. Mit ledig-

lich ein paar kleinen Tricks und Übungen können Sie es schaffen, körperlich und mental richtig gut drauf zu sein und in kurzer Zeit verbrauchte Energien wieder aufzutanken. Dann haben Krankheiten bei Ihnen keine Chance und Sie bleiben gesund! Dieser Teil des Buches (ab Seite 217) liefert eine Menge Tipps, wie Sie Ihr Leben fit und munter genießen können.

Vorbeugung durch eine gesunde Ernährung

Körperlich und geistig gesund können Sie nur werden bzw. bleiben, wenn Sie Ihren Organismus mit den nötigen Biostoffen versorgen. Dieses Kapitel (ab Seite 201) zeigt Ihnen, welche Lebensmittel die besten Fitmacher für Körper und Geist sind. Es liefert Ihnen auch gleich einige Anregungen für die Zubereitungsmöglichkeiten der verschiedenen Lebensmittel. Zusätzlich finden Sie hier ein paar einfach und schnell nachzumachende Rezepte für die gesündesten Snacks, die Sie ganz rasch aus einem körperlichen oder geistigen Tief herausholen und Ihre Gesundheit wieder auf Vordermann bringen können.

Wasser ist Leben – das ist eine alte Weisheit. Es gibt darüber hinaus aber noch eine ganze Menge Getränke, die es in sich haben. Die hier vorgestellten Getränke von grünem Tee bis Mate liefern Ihnen geballte Energie, die Sie beleben, aber nicht unnötig aufregen, wie das beispielsweise bei Kaffee der Fall ist. Die vorgestellten Vitamindrinks sowie die Kefirgetränke geben Ihnen neue Kraft und versorgen Sie zudem mit einer ordentlichen Portion an supergesunden Biostoffen.

Vorbeugung durch Entspannung, Massagen und einen guten Schlaf

Arbeit, Familie, Freizeit – häufig wird das alles zusammen einfach ein bisschen zu viel: Nervosität und Gereiztheit kommen auf, Beschwerden wie Rücken- oder Kopfschmerzen fangen an, einen zu quälen, und die Laune geht gegen null – kurz: Man ist gestresst. Jetzt ist es allerhöchste Zeit, kleine Pausen in den Alltag einzubauen und sich mal wieder so richtig zu entspannen. Ob Sie dazu lieber Yoga, progressive Muskelrelaxation, Atem- oder Qigong-Übungen erlernen oder regelmäßig in die Sauna gehen wollen, hängt ganz und gar von Ihren persönlichen Vorlieben ab – Hauptsache, Sie entspannen sich!

Auch verschiedene Massagetechniken helfen Ihnen, zu entspannen, neue Kräfte zu tanken und gesund zu bleiben. Die Methoden sind einfach zu erlernen und brauchen relativ wenig Zeit. Sie können die Massagen zum Teil auch äußerst wirkungsvoll bei sich selbst ausführen.

Und nicht zu vergessen: der gesunde, erholsame Schlaf! Sie finden eine Reihe von Tipps und Tricks, wie Sie wirklich erholsamen Schlaf finden, damit Sie am nächsten Tag richtig ausgeruht und gegen alle Unbilden gewappnet sind.

Individuelle Bedürfnisse

Beobachten Sie sich selbst einmal ganz genau: Wann haben Sie Ihre „Durchhänger"? Wie steht es mit Ihren Ernährungsgewohnheiten? Wie sieht es mit der Zeit aus, die Sie ganz für sich selbst nutzen können? Wie viel Zeit am Tag verbringen Sie eigentlich, ohne sich richtig zu bewegen?

Anhand der Antworten auf diese oder ähnliche Fragen dürfte es Ihnen eigentlich nicht allzu schwerfallen, herauszufinden, welche der vielen Tipps in diesem Buch Ihnen am besten helfen können.

Die Hausapotheke – für alle Notfälle gerüstet

Eine Hausapotheke sollte in keinem Haushalt fehlen, um bei akuten Erkrankungen oder kleinen Unfällen immer gut gerüstet zu sein. Neben Verbandsmaterial, Krankenpflegehilfsmitteln und einigen Notfallmedikamenten sollten auch Heilkräuter in Form von Tees oder Tinkturen enthalten sein.

Der geeignete Platz

Der Inhalt der Hausapotheke muss regelmäßig überprüft (mindestens einmal pro Jahr) und gegebenenfalls erneuert bzw. ergänzt werden. Ihr Standort sollte so gewählt sein, dass ihr Inhalt im Notfall problemlos zu erreichen ist. Sie sollte hoch hängen und mit einem Schlüssel verschlossen sein, damit Kinder nicht an ihren Inhalt gelangen können. Der Platz sollte kühl und trocken sein, damit Medikamente nicht verderben – geeignet sind z. B. Flur, Schlafzimmer oder Abstellkammer. Also bringen Sie die Hausapotheke nicht im Badezimmer – wie oft üblich – unter.

Die Grundausstattung

Verbandsmaterial
- Heftpflaster (1 Rolle, 2,5 cm x 5 m); verschiedene Größen von Wundpflastern; wasserfestes Klebeband zur Fixierung von Verbänden (bei Neigung zu Pflasterallergie hautverträgliches Pflaster wählen)

- Sterile Verbandspäckchen (je 2 große, mittlere und kleine) Mullbinden (2 Stück, 6 cm breit; 2 Stück, 8 cm breit)
- Sterile Wundkompressen (6 Stück, 10 x 10 cm)
- Elastische Binden (2 Stück, 8 cm breit; 2 Stück, 10 cm breit)
- Sterile Brandwundenverbandtücher (2 Stück, 40 x 60 cm), Brandwundenverbandpäckchen, Brandfolien
- Dreiecktücher zur Herstellung von Verbänden u.a. (2 Stück)
- Baumwoll- und Leinentücher in verschiedenen Größen
- Verbandwatte (50 g)
- Verbandklammern (4 Stück); Sicherheitsnadeln (mehrere Größen)
- Coldpack bzw. Hot-Cold-Pack (evtl. im Gefrierfach aufbewahren), Vereisungsspray

Wichtige Utensilien
- Sterile Einmalhandschuhe
- Stumpfe Schere zum Abschneiden von Binden und Pflaster
- Pinzette
- (Digitales) Fieberthermometer
- Augenbadewanne
- Desinfektionsmittel (Wasserstoffperoxyd, Povidon-Jod-Lösungen)

Wichtige Medikamente
- Bei Fieber und Schmerzen: Paracetamol (z.B. Paracetamol-ratiopharm®, ben-u-ron®), Azetylsalizylsäure (z.B. Aspirin®, ASS von ct®; nicht für Kinder), Ibuprofen (z.B. Aktren®)

- Bei Durchfall: Loperamid (z. B. Imodium®), medizinische Kohle (z. B. Kohle-Hevert®)
- Bei Allergien und Juckreiz: Dimetinden (z. B. Fenistil® Tabletten und Gel)
- Bei Husten: Acetylcystein (z. B. ACC-ratiopharm®), Thymianextrakt (z. B. Soledum®)
- Bei Schnupfen: Meerwassernasenspray (z. B. Rhinomer®), Tetryzolin (z. B. Rhinopront®), Emser Salz (z. B. Emser Nasensalbe®)
- Bei Übelkeit/Erbrechen: Dimenhydrinat (z. B. Logomed®), Glukose-Elektrolyte-Mischung (z. B. Oralpädon®)
- Bei Sodbrennen: Hydrotalcit (z. B. Talcid®)

Naturheilmittel
- Getrocknete Heilkräuter (getrennt luftdicht verpackt, mit Abfülldatum versehen): Augentrost, Baldrian, Eibisch, Hagebutten, Johanniskraut, Kamille, Lindenblüten, Melisse, Pfefferminze, Ringelblume, Salbei, Thymian, Weidenrinde
- Öle und Tinkturen: Arnikatinktur, Kamillentinktur, Johanniskrautöl (Rotöl), Teebaumöl und andere ätherische Öle je nach Bedürfnissen
- Für Umschläge und Wickel: essigsaure Tonerde (Lösung), Heilerde für äußerliche Anwendung
- Wärmeauflagen: Wärmflasche, Heublumen-säckchen, Kirschkernsäckchen (auch als Kälteauflage geeignet)

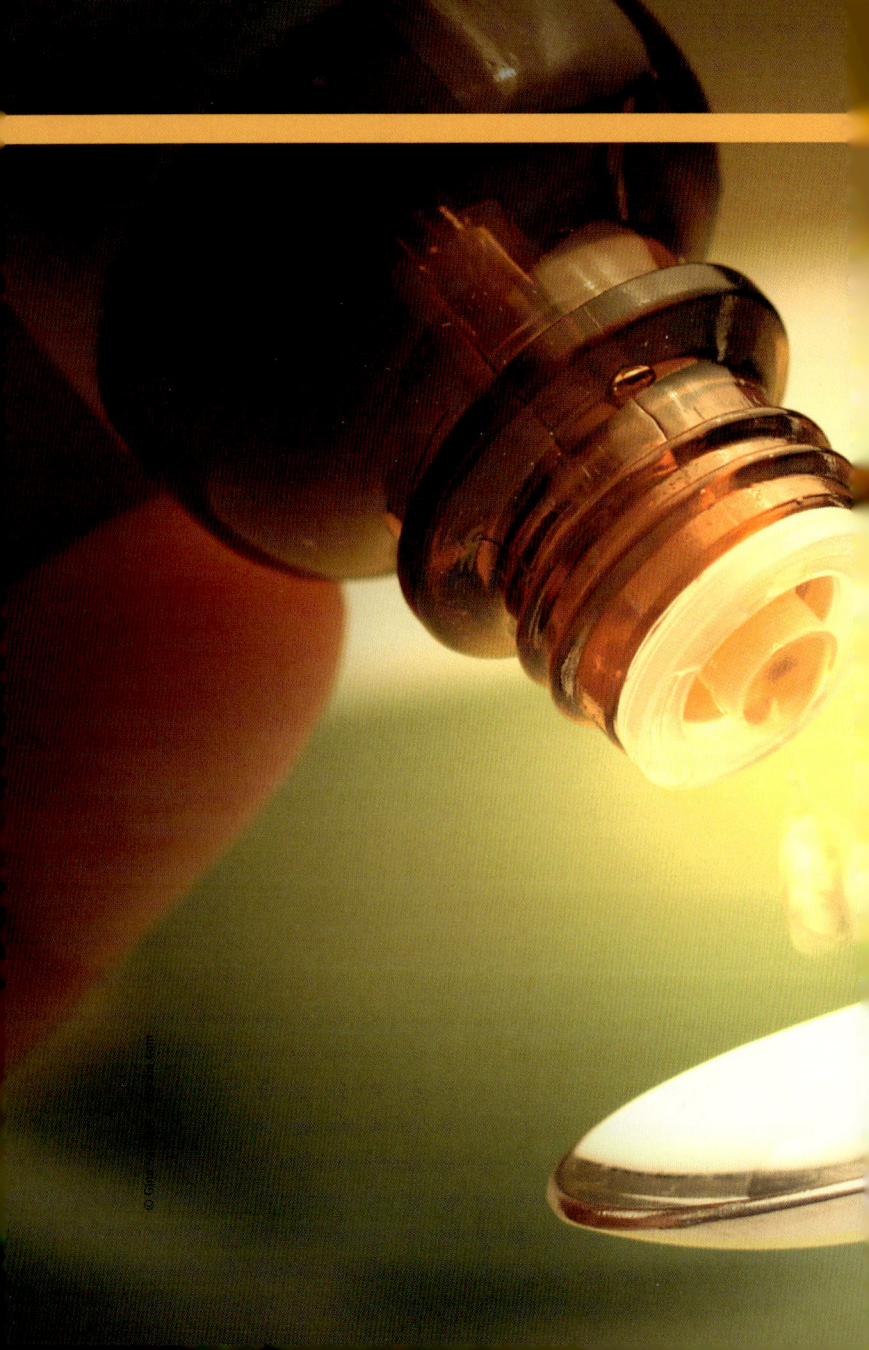

Sich selbst behandeln von A bis Z

Viele Krankheiten und Alltagsbeschwerden kann man zunächst einmal selbst behandeln – vorausgesetzt, man deutet die auftretenden Symptome richtig. Es ist häufig nicht nötig, gleich mit starken Medikamenten gegen eine Erkrankung vorzugehen. Oft bietet die Natur einige sanfte, sehr gut wirksame Mittel, die man erfolgreich selbst anwenden kann. Bestimmte Beschwerden muss man allerdings vom Arzt abklären lassen.

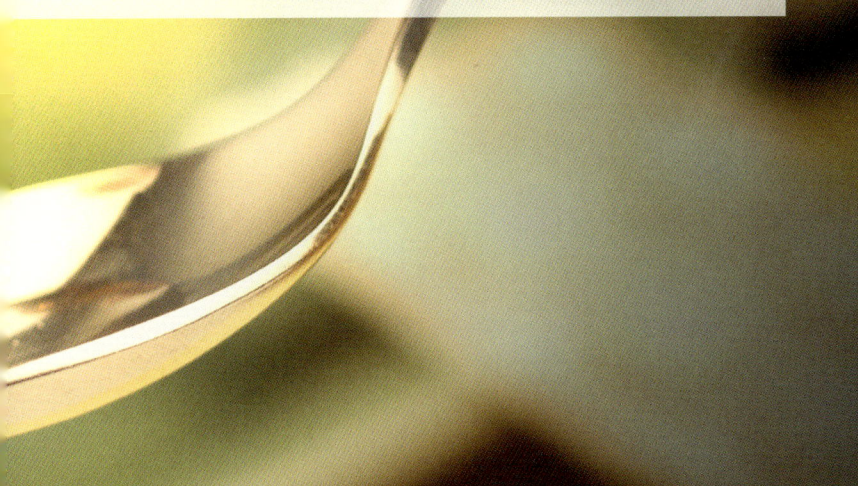

Abszess

Mögliche Beschwerden

Entzündungsherd unter der Haut, der immer größer wird und am Ende Eiter nach außen entleert; Stelle meist heiß, rot, geschwollen, pochend, häufig äußerst schmerzhaft; in schweren Fällen von Fieber begleitet

Mögliche Ursachen
- Bakterielle Infektion (meist Staphylo- oder Streptokokken)
- Geschwächtes Immunsystem

Wann Sie zum Arzt müssen

Wenn der Abszess am Naseneingang liegt; wenn er unerträglich schmerzt oder sich nach 3 Tagen noch nicht geöffnet hat

Das können Sie tun

Warme Kompresse: 3-mal täglich ein Leinentuch in 30 °C warmes Wasser tauchen, auswringen, 10 Minuten auf den Eiterherd legen; lässt den Abszess „reifen".

Umschlag: 1 TL Kamillentinktur in 1/4 l warmes Wasser rühren, ein Leinentuch darin tränken und 10 Minuten auf den Abszess legen; 3-mal täglich anwenden.

Heilkompresse: 5 Tropfen Lavendelöl in 1/8 l lauwarmes, abgekochtes Wasser rühren, eine Kompresse damit tränken und auf den Eiterherd legen.

Aromaöl: 1 Tropfen Lavendelöl direkt auf den Abszess tupfen.

Aromaöl: 1 Tropfen Teebaumöl auftragen (vorher auf Verträglichkeit an der Innenseite des Unterarms testen); mehrmals täglich wiederholen.

Medikamente, die helfen

Synthetische Wirkstoffe

$\longrightarrow$ Antibiotika und antibiotikahaltige Salben (werden in schwerwiegenden Fällen vom Arzt verordnet)

Pflanzliche Präparate

$\longrightarrow$ Arnikatinktur (für Umschläge)

$\longrightarrow$ Ringelblumensalbe

$\longrightarrow$ Salbe mit Terpentin und Terpentinöl

Zusätzliche Maßnahme

■ Bei sehr starken Schmerzen kalte Kompresse für einige Minuten auf die Stelle legen.

Das schadet Ihnen

■ Kratzen und Herumdrücken am Eiterherd

■ Aufstechen des Abszesses mit einer Nadel – das darf nur von einem Arzt durchgeführt werden

Abwehrschwäche

Mögliche Beschwerden

Deutlich erhöhte Infektanfälligkeit: z.B. häufige Erkältungen, Harnwegsinfekte, Abszesse und Furunkel, Pilzinfektionen der Haut oder der Schleimhäute etc.

Mögliche Ursachen

■ Falsche Ernährung (zu wenig frische Nahrungsmittel)

■ Über- oder Unterernährung

■ Vitaminmangel

- Bewegungsmangel und Hochleistungssport
- Zu viel Nikotin und Alkohol
- Starke psychische Belastung

Wann Sie zum Arzt müssen

Bei mehr als 3 starken Erkältungen pro Jahr; bei häufigen immer wiederkehrenden Infektionen von Haut, Atem- und Harnwegen etc.

Das können Sie tun

Vitamin C: mehrmals täglich frisches Obst und Gemüse essen, vor allem Zitrusfrüchte, Kiwis, grüne Paprika, Brunnenkresse.

Heilteekur: 2 EL Lapachorinde in 1 l Wasser 5 Minuten leicht kochen lassen, vom Herd nehmen, 15 Minuten zugedeckt ziehen lassen, abseihen; 4 Wochen lang täglich 1 l des Tees trinken, danach 4 Wochen pausieren und nochmals 4 Wochen lang eine Teekur anschließen.

Immunstimulanzien: zur Vorbeugung von Infektionen Präparate mit Sonnenhut oder Lebensbaum 2-mal pro Jahr 4 bis 6 Wochen lang nach Packungsbeilage einnehmen.

Immuntherapie: bei immer wiederkehrenden Harn- oder Atemwegsinfektionen ein Präparat mit abgetöteten Bakterien quasi als „Impfung" einnehmen; Dosierung nach der Packungsbeilage.

Medikamente, die helfen

Pflanzliche Präparate
→ Sonnenhutextrakt (Echinacea)
→ Lebensbaumextrakt (Thuja)

Zusätzliche Maßnahmen
- Regelmäßige Saunagänge
- Heiß-kalte Wechselduschen
- Bewegung an der frischen Luft

Das schadet Ihnen
- Fast Food, Nikotin, Alkohol
- Ärger, Frust und Stress
- Häufiger Aufenthalt in überheizten Räumen

Akne

Mögliche Beschwerden
Mitesser, die sich zu Pusteln bis hin zu entzündeten schmerzhaften Knoten entwickeln können; betroffen sind meist Gesicht, Dekolleté, Schultern und Rücken

Mögliche Ursachen
- Hormonumstellung während der Pubertät, Menstruation
- Vermehrte Talgproduktion durch zu viel männliches Hormon Testosteron
- Häufiger Kontakt mit Chlor, Teer, Ölen oder Kosmetika
- Bestimmte Medikamente (beispielsweise Kortison) oder Anabolika

Wann Sie zum Arzt müssen
Bei stark entzündeten Pusteln und Knoten

Das können Sie tun

Hygiene: Haut immer nur mit lauwarmem Wasser und milden Waschlotionen mit saurem pH-Wert reinigen.

Kosmetika: zum Abdecken nur getönte Aknemittel verwenden.

Frischluft: häufig an die frische Luft gehen, dabei die Haut mit Sonnencreme schützen.

Heilerde: Heilerde mit warmem Wasser zu einem dicken Brei verrühren, auftragen, nach etwa 30 Minuten mit viel Wasser abspülen.

Aloesaft: frischen Aloesaft direkt auf die betroffenen Hautstellen auftragen.

Medikamente, die helfen

Synthetische Wirkstoffe

→ Benzoylperoxid

→ Hexachlorophen

Pflanzliche Präparate

→ Teebaumölkosmetika

→ Aloe-vera-Saft

Zusätzliche Maßnahmen

■ Kur mit Blutreinigungstee

■ Kosmetikfachbehandlung

Das schadet Ihnen

■ Mitesser und Pickel selbst ausdrücken

■ Alkalische Waschsubstanzen

Appetitlosigkeit

Mögliche Beschwerden
Widerwillen beim Essen, in der Folge eventuell Müdigkeit und Gewichtsverlust

Mögliche Ursachen
- Psychische Überlastung (Stress, Ärger, Kummer)
- Infektionskrankheiten
- Zu wenig Magensäure
- Bauchspeicheldrüsen-, Leber- oder Gallenblasen-erkrankung
- Unregelmäßige Ernährung
- Genuss von zu vielen Süßigkeiten

Wann Sie zum Arzt müssen
Bei länger anhaltendem Appetitmangel und starkem Gewichtsverlust

Das können Sie tun
Bittertees: Zubereitung und Dosierung siehe Kasten Seite 32; regen die Verdauungssäfte an und steigern den Appetit.
Apfelessig: vor den Mahlzeiten 1 Glas Wasser mit 1 TL Apfelessig trinken; fördert die Magensäureproduktion.
Ingwer: einige Stückchen kandierten Ingwer vor den Mahlzeiten essen oder die Speisen mit frischem Ingwer würzen.
Heiltee: je 1 TL getrocknete Bibernellen- und Petersilienwurzel mit 1/4 l Wasser aufkochen und 10 Minuten leicht kochen lassen, abseihen; täglich 2 Tassen jeweils 1/4 Stunde vor den Mahlzeiten.

Medikamente, die helfen
Pflanzliche Präparate
- → Enziantinktur
- → Tausendgüldenkrauttinktur

Zusätzliche Maßnahmen
- Spaziergang vor dem Essen
- Regelmäßiger Ausdauersport

Das schadet Ihnen
- Süßigkeiten
- Unregelmäßige Essenszeiten
- Übermäßiger Stress

||| **Bitter macht Appetit**

1 TL der getrockneten Bitterpflanze mit 1 Tasse kochendem Wasser übergießen. 5 Minuten zugedeckt ziehen lassen.
- Eibischblätter: 2 bis 3 Tassen täglich trinken.
- Kalmuswurzel: 1 Tasse vor jeder Mahlzeit trinken.
- Wermutkraut: 10 Minuten ziehen lassen; 1 Tasse 30 Minuten vor jeder Mahlzeit.

Arthritis

Mögliche Beschwerden
Schmerzen mit Bewegungseinschränkung in einem oder mehreren Gelenken, eventuell mit Rötung, Schwellung und Erwärmung als Zeichen der Entzündungsreaktion

Mögliche Ursachen

- Autoimmunreaktion bei rheumatischer Arthritis (Immunsystem richtet sich gegen körpereigene Bestandteile)
- Infektion durch Bakterien, z. B. nach einer Darminfektion
- Akuter Schub einer Arthrose (siehe Seite 34)

Wann Sie zum Arzt müssen

Jede Form einer Gelenkentzündung sollte vom Arzt untersucht werden, um die Ursache herauszufinden.

Das können Sie tun

Kälte: mehrmals täglich einen mit Eiswürfeln gefüllten Waschhandschuh oder eine Kühlkompresse – Coldpack (Apotheke) – auf das Gelenk legen; je 5 Minuten lang.

Ruhe: das betroffene Gelenk im Anfangsstadium möglichst ruhig halten.

Heiltee: 1 TL Silberweidenrinde in 1/4 l kaltem Wasser ansetzen, zum Kochen bringen, vom Herd nehmen und 5 Minuten ziehen lassen.

Heilerde: Heilerde mit etwas Wasser zu einem Brei verrühren, 5 bis 10 Tropfen Teebaumöl daraufgeben und den Brei auf dem schmerzenden Gelenk verteilen; 30 Minuten einwirken lassen.

Medikamente, die helfen

Synthetische Wirkstoffe

→ Nicht steroidale Antirheumatika (NSAR) wie Azetylsalizylsäure, Ibuprofen, Piroxicam (Salbe)

Pflanzliche Präparate

$\longrightarrow$ Arnikatinktur, -salbe

$\longrightarrow$ Kampferspiritus (Einreibung)

$\longrightarrow$ Enzympräparate

Das schadet Ihnen

■ Starke Belastung des Gelenks

■ Heißes Baden

Arthrose

Mögliche Beschwerden

Schmerzen in einem oder mehreren Gelenken durch degenerative Veränderungen vorwiegend bei Bewegungsbeginn; Spannungsgefühl, Knirschen, zunehmende Einschränkung der Beweglichkeit bis hin zur bleibenden Versteifung; gelegentlich entzündlicher Arthroseschub mit Rötung und Schwellung

Mögliche Ursachen

■ Abnutzung durch dauerhafte zu starke Belastung (schwere, einseitige Arbeit, Leistungssport, Übergewicht)

■ Abnutzung durch Fehlstellung des Gelenks, z. B. nach Unfall

■ Chronische Grunderkrankungen (Rheumatismus, Diabetes mellitus)

Wann Sie zum Arzt müssen

Bei länger anhaltenden Beschwerden oder einem entzündlichen Schub

Das können Sie tun

Kirschkernsäckchen: das Säckchen im Backofen auf 120 °C erwärmen und auf das schmerzende Gelenk legen.

Heilbad: 1 Handvoll Heublumen mit 1 l Wasser aufkochen, 15 Minuten ziehen lassen, in das 37 °C warme Badewasser geben und 15 Minuten lang darin baden.

Fango: Moor-Fango-Packung (Apotheke) im Backofen erwärmen und für 20 Minuten auf das betroffene Gelenk legen.

Medikamente, die helfen

Synthetische Wirkstoffe

$\longrightarrow$ Ibuprofen

$\longrightarrow$ Piroxicam (Salbe)

Pflanzliches Präparat

$\longrightarrow$ Teufelskralle (als Tee oder Kapseln)

Zusätzliche Maßnahmen

■ Gelenkfehlstellungen bereits im Kindesalter behandeln lassen

■ Übergewicht abbauen

Das schadet Ihnen

■ Bewegungsmangel

■ Einseitige Gelenkbelastung

Asthma bronchiale

Mögliche Beschwerden
Krampfartige Hustenanfälle mit Atemnot, Engegefühl in der Brust, erschwertem Ausatmen und zähem, glasigem Schleim

Mögliche Ursachen
- Allergien, z. B. auf Hausstaubmilbenkot, Tierhaare, Blütenpollen etc.
- Dauerkontakt mit Staub, Dämpfen und Gasen
- Starke psychische Belastung
- Ererbte Anlage

Wann Sie zum Arzt müssen
Bei jedem Verdacht auf Asthma, um die Diagnose zu sichern und die nötige Behandlung einzuleiten; die hier genannten Maßnahmen dienen lediglich zur Unterstützung der ärztlichen Therapie.

Das können Sie tun
Inhalation: je 2 EL Thymian und Kamillenblüten in einer Schüssel mit 2 l kochendem Wasser übergießen, 10 Minuten ziehen lassen, dann den aufsteigenden Dampf tief mit Mund und Nase einatmen (dabei ein Handtuch über Kopf und Schüssel breiten); beruhigt die Atemwege, löst den Schleim.
Kaffee: 2 Tassen starken, ungesüßten Kaffee trinken; wirkt erweiternd auf die Bronchialgefäße.

Heiltee: 2 TL Lungenkraut mit 1 Tasse kochendem Wasser überbrühen, 10 Minuten zugedeckt ziehen lassen, abseihen; 3 Tassen täglich zu den Mahlzeiten trinken.

Medikamente, die helfen

Synthetische Wirkstoffe
→ Bromhexin (löst den Schleim)
→ Andere Wirkstoffe sind rezeptpflichtig
Pflanzliche Präparate
→ Thymianextrakt
→ Efeublätterextrakt

Zusätzliche Maßnahmen

- Regelmäßige Entspannungsübungen
  (Yoga, autogenes Training, Meditation)
- Spezielle Asthmaatmung („Lippenbremse") erlernen

Das schadet Ihnen

- Rauchen
- Kälte und plötzliche Kältereize (verengen die Bronchien)
- Große körperliche Belastung (kann einen Anfall auslösen)

Augen, trockene

Mögliche Beschwerden

Brennen der Augen, das Gefühl, als ob ein Fremdkörper im Auge ist, der reibt, möglicherweise verschwommenes Sehen

Mögliche Ursachen

- Verminderte Produktion von Tränenflüssigkeit
- Zu seltener Lidschlag
- Aufenthalt in trockener oder verrauchter Luft
- Langes Starren auf einen Computerbildschirm

Wann Sie zum Arzt müssen

Bei länger anhaltenden Beschwerden; bei auftretenden Sehstörungen und/oder Verschlechterung des Sehvermögens

Das können Sie tun

Augenauflage: 2 TL Augentrost mit 1 Tasse kochendem Wasser überbrühen, 10 Minuten ziehen lassen, abseihen und abkühlen lassen; 2 Wattebäusche mit dem Sud tränken und auf die geschlossenen Augen legen.

Vitamine: möglichst viel Obst, Gemüse, Soja- und Vollkornprodukte sowie Bierhefe zu sich nehmen, damit die Augen ausreichend mit den Vitaminen A, B_2, C und E versorgt werden.

Medikamente, die helfen

Synthetischer Wirkstoff
$\longrightarrow$ Künstliche Tränenflüssigkeit

Zusätzliche Maßnahmen

- Bei der Bildschirmarbeit alle 5 Minuten einen entfernten Punkt zur Entlastung der Augen fixieren
- Bewusst häufiger blinzeln

Das schadet Ihnen

■ Fernsehen, Computerarbeit und langes Lesen
■ Trockene Heizungsluft

||| **Akupressur für die Augen**

Die folgenden Punkte mit den Zeigefingerkuppen kreisend jeweils 8 Atemzüge lang massieren (beim Ausatmen mit leichtem Druck, beim Einatmen ohne Druck).

■ „Tian Ying": beidseits der Nasenwurzel am inneren Beginn der Augenbrauen
■ „Si Bai": auf der unteren knöchernen Kante der Augenhöhle in der Mitte zwischen dem inneren und dem äußeren Augenwinkel

Bindehautentzündung

Mögliche Beschwerden

Gerötetes, teils schmerzhaftes, juckendes oder brennendes Auge, Lichtempfindlichkeit, eventuell gelbliches Sekret, sodass das Auge morgens verklebt ist; möglicherweise Ansteckung des zweiten Auges

Mögliche Ursachen

■ Bakterien- oder Virusinfektion
■ Zugluft oder Wind
■ Reizung durch chemische Substanzen oder Fremdkörper
■ Starke UV-Strahlung
■ Begleitsymptom bei anderen Erkrankungen, z. B. Masern

Wann Sie zum Arzt müssen

Bei eitrigem (gelbem) Sekret im Auge; wenn nach 2 Tagen keine deutliche Besserung eingetreten ist.

Das können Sie tun

Augenspülung: je 1 TL Augentrostkraut und angedrückte Fenchelsamen mischen, mit 1/4 l destilliertem Wasser aufkochen, 5 Minuten ziehen lassen, 1 Messerspitze Meersalz zugeben, das Ganze durch einen feinen Papierfilter abseihen; den Sud in eine Augenbadewanne (Apotheke) füllen, morgens und abends das offene Auge 2 Minuten lang spülen.

Augenauflage: 2 TL Augentrost mit 1 Tasse kochendem Wasser überbrühen, 10 Minuten ziehen lassen, abseihen und abkühlen lassen; eine sterile Kompresse mit dem Sud tränken und auf das geschlossene Auge legen.

Medikamente, die helfen

Synthetische Wirkstoffe
- → Tramazolin
- → Tetryzolin
- → Antibiotische Augentropfen und -salben sind alle rezeptpflichtig

Pflanzliche Präparate
- → Augentropfen mit Augentrost
- → Augenwasser mit Hamamelis

Zusätzliche Maßnahmen

- ■ Handtücher und Waschlappen nur selbst benutzen (Ansteckungsgefahr!) und täglich auskochen
- ■ Im Freien Sonnenbrille tragen

Das schadet Ihnen
- Zigarettenrauch
- Fernsehen, Bildschirmarbeit

Blähungen

Mögliche Beschwerden
„Darmkollern", Völlegefühl im Bauch, aufgetriebener Bauch, Abgang von zum Teil übel riechenden Winden

Mögliche Ursachen
- Genuss von blähenden Speisen (Kohlgemüse, Hülsen-früchte, Zwiebeln, Hafermehl und -kleie) und stark kohlensäurehaltigen Getränken
- Unzureichende Verdauung der Nahrung
- Ungewohnt ballaststoffreiche Kost

Wann Sie zum Arzt müssen
Wenn sich nach 2 Tagen die Beschwerden nicht gebessert haben sowie bei plötzlichen starken Schmerzen

Das können Sie tun
Wärme: ein Kirschkernsäckchen im Backofen auf 120 °C erwärmen und auf den Bauch legen; löst Verkrampfungen.
Heiltee: je 20 g Kümmel- und Fenchelfrüchte sowie 30 g Pfefferminz- und 30 g Melissenblätter mischen, 2 TL dieser Mischung mit 1/4 l kochendem Wasser übergießen, 10 Minuten ziehen lassen, abseihen; lauwarm vor den Mahlzeiten trinken.
Heilöl: 25 Tropfen ägyptisches Schwarzkümmelöl 3-mal täglich zu den Mahlzeiten einnehmen.

Medikamente, die helfen

Synthetische Wirkstoffe

$\longrightarrow$ Siliciumdioxid

Pflanzliche Präparate

$\longrightarrow$ Pomeranzenschalentinktur

$\longrightarrow$ Enzianwurzelextrakt

$\longrightarrow$ Karminativa (blähungstreibende Mittel) mit mehreren Wirkstoffen

Zusätzliche Maßnahme

- Bewegung an der frischen Luft

Das schadet Ihnen

- Kalte und kohlensäurehaltige Getränke

Blasenentzündung

Mögliche Beschwerden

Schmerzhaftes Brennen beim Wasserlassen, häufiger Harndrang bei nur geringen Urinmengen; in schweren Fällen zusätzlich Fieber oder Schüttelfrost

Mögliche Ursachen

- Meist bakterielle Infektion
- Unterkühlung des Unterleibs
- Infektion durch den Partner beim Geschlechtsverkehr
- Verengung der Harnröhre

Wann Sie zum Arzt müssen

Bei begleitendem Fieber oder wenn nach 2 Tagen keine Besserung eingetreten ist

Das können Sie tun

Wärme: ein über Wasserdampf erhitztes Heublumensäckchen, ein in der Mikrowelle erwärmtes Kirschkernsäckchen oder eine Wärmflasche bzw. ein elektrisches Heizkissen auf den Unterleib legen; so oft wie möglich anwenden.

Flüssigkeit: 3 bis 4 l Flüssigkeit in Form von (Blasen-)Tees und stillem Mineralwasser zur Durchspülungstherapie trinken, auf Kaffee, saure Obstsäfte und Alkohol verzichten.

Medikamente, die helfen

Synthetische Wirkstoffe
→ Flavoxat
→ Andere Wirkstoffe sind rezeptpflichtig
Pflanzliche Präparate
→ Goldrutenkrautextrakt
→ Orthosiphonblätterextrakt

Zusätzliche Maßnahmen

- Unterleib gut warm halten
- Warme Fußbäder

Das schadet Ihnen

- Scharf gewürzte Speisen

| | | **Die wirksamsten Blasentees**
- 3 EL Bärentraubenblätter in 1 l kaltem Wasser ansetzen, 4 Stunden stehen lassen, abseihen und kurz aufkochen; über den Tag verteilt trinken.
- 2 TL getrocknete Queckenwurzel mit 1 Tasse kochendem Wasser überbrühen, 10 Minuten ziehen lassen, dann abseihen; mehrere Tassen täglich davon trinken.
- 1 TL Orthosiphonblätter mit 1 Tasse kochendem Wasser überbrühen, 30 Minuten ziehen lassen, dann abseihen; bis zu 3 Tassen täglich trinken.

Blutdruck, erhöhter

Mögliche Beschwerden

Meist nur diffuse Beschwerden wie Schwindel, Kopfschmerzen, Sehstörungen, Ohrensausen, häufiges Nasenbluten, Herzklopfen; ein erhöhter Blutdruck liegt vor bei:
- Oberer (systolischer) Wert über 160 mmHg
- Unterer (diastolischer) Wert über 95 mmHg

Mögliche Ursachen

- In 90 Prozent der Fälle keine organische Ursache feststellbar
- Vererbte Anlage in Kombination mit Risikofaktoren (Übergewicht, viel Nikotin und Alkohol, Stress, Bewegungsmangel)
- Schilddrüsenüberfunktion
- Nierenerkrankungen

Wann Sie zum Arzt müssen

Bei Verdacht auf hohen Blutdruck immer zum Arzt gehen, um die Ursache zu klären und eine Therapie zu besprechen.

Das können Sie tun

Heiltee: 2 TL Mistelkraut mit 1 Tasse kaltem Wasser übergießen, 8 Stunden stehen lassen, dann leicht erwärmen; 2-mal täglich 1 Tasse trinken.

Heiltee: Weißdornblätter und -blüten, Mistel- und Melissenblätter zu gleichen Teilen mischen, 2 TL der Mischung mit 1 Tasse kochendem Wasser überbrühen, 10 Minuten ziehen lassen, abseihen; morgens und abends jeweils 1 Tasse schluckweise trinken.

Entspannung: regelmäßig Übungen wie autogenes Training, Yoga oder Meditation durchführen.

Medikamente, die helfen

Synthetische Wirkstoffe
→ Blutdruckmittel (Antihypertonika) sind alle rezeptpflichtig

Pflanzliches Präparat
→ Rauwolfiawurzelextrakt

Zusätzliche Maßnahmen

- Regelmäßige Blutdruckkontrollen (am besten Selbstmessung)
- Übergewicht abbauen
- Moderates Ausdauertraining

Das schadet Ihnen

- Nikotingenuss
- Große Stressbelastungen
- Kraftsportarten
- Genuss von Rosmarin

Blutdruck, niedriger

Mögliche Beschwerden

Oft Schwindel und Schwarzwerden vor Augen beim Aufstehen, Müdigkeit, kalte Hände und Füße, Blässe, Schweißausbrüche, Antriebsschwäche, Wetterfühligkeit; niedriger Blutdruck liegt vor bei:

- Oberer (systolischer) Wert unter 110 mmHg (Männer) bzw. 100 mmHg (Frauen)
- Unterer (diastolischer) Wert unter 60 mmHg

Mögliche Ursachen

- Meist ohne organische Ursache vorhanden
- Begleitsymptom bei Infektionskrankheiten
- Medikamente (z.B. Psychopharmaka, harntreibende Mittel)
- Selten: Herzklappenfehler

Wann Sie zum Arzt müssen

Bei länger anhaltenden Beschwerden zur Abklärung der Ursache; bei Ohnmachtsanfällen

Das können Sie tun

Anregendes Bad: 50 g Rosmarinblätter mit 1 l kochendem Wasser überbrühen, 30 Minuten zugedeckt ziehen lassen, abseihen, den Sud in ein warmes (nicht heißes!) Vollbad geben und 10 Minuten darin baden.

Massageöl: je 7 Tropfen ätherisches Öl von Salbei, schwarzem Pfeffer, Thymian und Ingwer in 100 ml Olivenöl einrühren; den Körper damit massieren.

Heiltee: 3 EL Maisbart mit 1/4 l kochendem Wasser überbrühen, 10 Minuten zugedeckt ziehen lassen, abseihen; jeden 2. Tag 1 Tasse trinken.

Flüssigkeit: viel trinken, vor allem Mineralwasser, und zusätzlich 1 Tasse Brühe (mit Salz!) löffeln, das hebt den Blutdruck.

Medikamente, die helfen

Synthetische Wirkstoffe

→ Etilefrin
→ Norfenefrin
→ Oxilofrin

Zusätzliche Maßnahmen

- Heiß-kalte Wechselduschen
- Wöchentliche Saunagänge
- Regelmäßiger Ausdauersport
- Morgens Bürstenmassagen

Das schadet Ihnen

- Lange, heiße Bäder
- Langes Stehen, vor allem in der Wärme

Bronchitis und Husten

Mögliche Beschwerden

Quälender Hustenreiz, trocken oder mit Auswurf; Kitzeln hinter dem Brustbein; eventuell von Fieber begleitet

Mögliche Ursachen

- Infektion durch Viren, Bakterien, Pilze oder andere Parasiten
- Rauchen
- Reizung der Atemwege durch Gase, chemische Substanzen u. Ä.
- Allergien
- Herzschwäche
- Medikamente (z. B. ACE-Hemmer)
- Psychisch bedingt (Nervosität, im Konzert)

Wann Sie zum Arzt müssen

Wenn nach 3 Tagen keine Besserung eingetreten ist; bei chronischem Husten; bei blutigem oder eitrigem Auswurf; bei Schmerzen beim Atmen; bei Atemnot

Das können Sie tun

Inhalation: einige Tropfen Eukalyptus-, Pfefferminz- oder Fichtennadelöl in 2 l sehr heißes Wasser rühren und den Dampf 10 Minuten lang tief einatmen (dabei ein Handtuch über Kopf und Schüssel breiten).

Brustwickel: ein Baumwolltuch fingerdick mit zimmerwarmem Quark bestreichen, auf die Brust legen, den Oberkörper mit einem weiteren Tuch umwickeln und darauf eine Wärmflasche legen; ca. 30 Minuten einwirken lassen.

Flüssigkeit: viel trinken, mindestens 2 bis 3 l täglich, da beim Husten viel Feuchtigkeit ausgestoßen wird und zur Schleimverflüssigung große Mengen an Flüssigkeit benötigt werden.

Medikamente, die helfen

Synthetische Wirkstoffe
→ Bromhexin
→ Acetylcystein
→ Ambroxol

Pflanzliche Präparate
→ Thymianextrakt
→ Efeublätterextrakt
→ Presssaft aus Spitzwegerich

Zusätzliche Maßnahme

■ Luftbefeuchter oder nasse Handtücher auf der Heizung

Das schadet Ihnen

■ Trockene oder kalte Luft
■ Rauchen

||| **Die wirksamsten Heiltees gegen Husten und Bronchitis**

■ **Spitzwegerichtee** (gegen Hustenreiz): 1 TL des Krauts mit 1 Tasse kochendem Wasser überbrühen, 5 Minuten ziehen lassen, abseihen; mehrmals täglich 1 Tasse trinken.

■ **Teemischung** (gegen Hustenreiz): Eibischwurzel, Isländisch Moos, Anisfrüchte und Spitzwegerichkraut

- zu gleichen Teilen mischen, davon 2 TL mit 1 Tasse kochendem Wasser übergießen, 20 Minuten ziehen lassen, abseihen; 3 bis 4 Tassen täglich trinken.
- **Teemischung** (gegen Hustenreiz, schleimlösend): Malvenblätter, Königskerzenblüten, Lungen- und Spitzwegerichkraut zu gleichen Teilen mischen, 2 TL davon mit 1 Tasse kochendem Wasser übergießen, 5 Minuten ziehen lassen, abseihen; 3 Tassen täglich trinken.
- **Quendeltee** (gegen Hustenreiz, krampflösend): 2 TL des Krauts mit 1 Tasse kochendem Wasser übergießen, 5 Minuten ziehen lassen, abseihen; 3 Tassen täglich trinken.
- **Thymian-Isländisch-Moos-Tee** (krampflösend): je 1 TL Thymiankraut und Isländisch Moos mit 1 Tasse kochendem Wasser übergießen, 10 Minuten ziehen lassen, abseihen; 3 Tassen täglich trinken.
- **Königskerzen-Primel-Tee** (schleimlösend, Auswurf fördernd): je 1 TL Primelwurzeln und Königskerzenblüten mischen, mit 1 Tasse kochendem Wasser übergießen, 15 Minuten ziehen lassen, abseihen; 2 bis 3 Wochen lang morgens 1 Tasse heiß trinken.
- **Zwiebeltee** (schleimlösend): 1 Gemüsezwiebel in Scheiben schneiden, in 1/2 l Wasser etwa 5 Minuten kochen lassen, abseihen und mit Honig süßen; 3 bis 4 Tassen täglich trinken.
- **Apfeltee** (schleimlösend): 1/2 säuerlichen Apfel schälen, mit 1 Tasse kochendem Wasser überbrühen, 7 Minuten ziehen lassen, abseihen und mit Honig süßen; 2 bis 3 Tassen täglich trinken.

Depressive Verstimmungen

Mögliche Beschwerden

Unerklärliche Traurigkeit, häufiges Weinen, starke Stimmungsschwankungen, Lustlosigkeit, fehlender Antrieb, Appetitlosigkeit, Müdigkeit, Gedankenkreisen und Grübeln

Mögliche Ursachen

- Verlust eines Freundes oder Angehörigen
- Trennung vom Partner
- Berufliche Probleme
- Mangel an Sonnenlicht in den Wintermonaten
- Hormonumstellung in den Wechseljahren

Wann Sie zum Arzt müssen

Bei Depressionen, die mit Selbstmordgedanken einhergehen; bei länger andauernden Verstimmungszuständen

Das können Sie tun

Entspannungsbad: einige Tropfen Aromaöl (z. B. Jasmin, Lavendel, Bergamotte) mit etwas Sahne mischen, ins Badewasser geben und 15 Minuten in der Wanne entspannen.

Heiltee: 2 TL Johanniskraut mit 1/4 l kaltem Wasser ansetzen, aufkochen und 5 Minuten zugedeckt ziehen lassen, abseihen; mindestens 4 Wochen lang 2 bis 3 Tassen täglich trinken.

UV-Licht: in der dunkleren Jahreszeit 1-mal pro Woche für 15 bis 20 Minuten (je nach Hauttyp) unter ein Solarium legen.

Farbtherapie: Kleidungsstücke in hellen Farbtönen (bevorzugt Gelb und Orange) tragen, das hebt die Stimmung.

Medikamente, die helfen
Pflanzliche Präparate
$\longrightarrow$ Johanniskrautextrakt

Zusätzliche Maßnahmen
- Täglich spazieren gehen
- Duftlampe mit Bergamotte-, Rosen- und Sandelholzöl füllen und im Raum verdampfen lassen

Das schadet Ihnen
- Häufiges Alleinsein

Mein besonderer Tipp
Möglichst regelmäßig eine Ausdauersportart treiben, das fördert die Ausschüttung von Endorphinen, den sogenannten Glückshormonen.

Durchfall

Mögliche Beschwerden
Mehrmals täglich dünne bis wässrige Stühle, eventuell Übelkeit, Darmkrämpfe, Fieber

Mögliche Ursachen
- Verdorbene Lebensmittel
- Erreger, die über Nahrung oder Wasser in den Körper gelangt sind
- Chronisch-entzündliche Darmerkrankungen (Colitis ulcerosa, Morbus Crohn)
- Allergie auf Nahrungsmittel
- Psychische Belastung (z. B. Prüfungsangst)

Wann Sie zum Arzt müssen

Bei schwerem Durchfall; bei Blut im Stuhl; wenn nach 2 Tagen keine Besserung eingetreten ist; bei Kleinkindern und älteren oder geschwächten Personen; bei zusätzlichem Fieber

Das können Sie tun

Flüssigkeit: viel trinken, um den Wasser- und Mineralienverlust auszugleichen: leichten schwarzen oder grünen Tee, Kamillen- oder Fencheltee (alle mit Traubenzucker und 1 Prise Salz gewürzt).

Äpfel: über den Tag verteilt mehrere ungeschälte, geraspelte Äpfel essen.

Heidelbeeren: getrocknete (nicht gekochte!) Heidelbeeren ausgiebig vor dem Essen kauen; 1 Handvoll Beeren über den Tag verteilt essen.

Heiltee: 2 EL getrocknete Heidelbeeren mit 1/2 l kaltem Wasser ansetzen, aufkochen, 10 Minuten kochen lassen, abseihen; mehrmals täglich 1/4 Tasse davon trinken.

Medikamente, die helfen

Synthetische Wirkstoffe
→ Loperamid
→ Diphenoxylat
Pflanzliche Präparate
→ Medizinische Kohle
→ Getrocknetes Apfelpulver
→ Eichenrindenextrakt

Zusätzliche Maßnahme

■ Bei Krämpfen Wärmflasche auf den Bauch legen

Fieber

Mögliche Beschwerden

Erhöhte Körpertemperatur über 38 °C (rektal gemessen), eventuell starkes Schwitzen, Schwäche, Schüttelfrost, Appetitmangel

Mögliche Ursachen

- Atemwegsinfektion mit Viren oder Bakterien (z. B. grippaler Infekt, Grippe)
- Andere Infektionskrankheiten (Harnwegsentzündung, Pfeiffersches Drüsenfieber, Gallenblasenentzündung u. a.)
- „Magen-Darm-Grippe"
- Tropenkrankheiten (z. B. Malaria o. Ä.)

Wann Sie zum Arzt müssen

Bei starkem Krankheitsgefühl; bei Kreislaufproblemen; bei Fieber über 40 °C; wenn hohes Fieber nach 2 Tagen nicht gesunken ist; bei plötzlichem Fieber nach Auslandsaufenthalten

Das können Sie tun

Fiebersenkende Maßnahmen werden im Allgemeinen erst bei einer Körpertemperatur von über 39 °C nötig.

Wadenwickel: 2 Handtücher in handwarmes Wasser tauchen, auswringen, jeweils straff um einen Unterschenkel bis zum Knie wickeln, je 1 trockenes Tuch darüber wickeln, Beine nicht weiter zudecken, Wickel nach 10 Minuten wieder abnehmen; maximal 3-mal wiederholen; Anwendung nur bei warmen, gut durchbluteten Füßen!

Schwitztee: je 1 TL Holunder- und Lindenblüten mit 1 Tasse kochendem Wasser überbrühen, 10 Minuten ziehen lassen, abseihen; mehrmals täglich 1 Tasse trinken.

Heiltee: 1 TL Mädesüß oder 1 TL Silberweidenrinde mit 1 Tasse kochendem Wasser übergießen, 5 bis 10 Minuten ziehen lassen, abseihen; 2 bis 3 Tassen täglich trinken.

Medikamente, die helfen

Synthetische Wirkstoffe

$\longrightarrow$ Paracetamol

$\longrightarrow$ Azetylsalizylsäure (nicht für Kinder!)

Zusätzliche Maßnahmen

- Bettruhe, bis das Fieber abgeklungen ist
- Viel trinken, um den Kreislauf zu unterstützen

Das schadet Ihnen

- Körperliche und geistige Anstrengung
- Sauna

Fußpilz

Mögliche Beschwerden

Rötung und Schuppung zwischen den Zehen oder an der Fußsohle, Juckreiz, eventuell nässende Stellen oder Bläschen; zusätzlich Befall der Fußnägel möglich

Mögliche Ursachen

Infektion mit Feuchtigkeit liebenden Hautpilzen (meist Fadenpilze) aufgrund von:

- Abwehrschwäche
- Mangelnder Fußhygiene
- Ständigem Tragen von Gummistiefeln, Turnschuhen oder synthetischen Socken

Wann Sie zum Arzt müssen

Wenn trotz Selbstbehandlung keine Besserung eintritt; bei Bildung von Bläschen oder Schmerzen

Das können Sie tun

Fußbad: 5 bis 10 Tropfen Teebaumöl in eine Schüssel mit warmem Wasser geben; die Füße täglich 10 Minuten darin baden.

Aromaöl: nach dem Fußbad etwas ätherisches Öl von Thymian, Lavendel oder Myrrhe dünn auf die befallenen Stellen träufeln.

Heilpaste: etwas Backpulver mit lauwarmem Wasser verrühren, die Stellen damit einreiben, 3 Minuten wirken lassen, abspülen und anschließend gut abtrocknen.

Medikamente, die helfen

Synthetische Wirkstoffe
→ Bifonazol
→ Clotrimazol
→ Isoconazol

Zusätzliche Maßnahme

- Eigene Handtücher und Waschlappen verwenden (Ansteckungsgefahr!)

Das schadet Ihnen

- Socken aus Synthetikmaterial

Gallenblasenbeschwerden

Mögliche Beschwerden

Unverträglichkeit von fetten Speisen, Blähbauch, Übelkeit und Durchfälle, in schweren Fällen heftige Schmerzen (Koliken) im rechten Oberbauch, Gelbfärbung der Augen und Haut; bei Gallenblasenentzündung eventuell Fieber

Mögliche Ursachen

- Gallengrieß oder -steinbildung, die zu Abflussstörungen der Galle in den Gallengängen führen (die Gallenblase speichert die in der Leber produzierte Gallenflüssigkeit)
- Meist durch Bakterien verursachte Infektion der Gallenblase oder -gänge

Wann Sie zum Arzt müssen

Bei kolikartigen Bauchschmerzen immer den Arzt rufen; Anwendungen mit dem Arzt absprechen

Das können Sie tun

Oberbauchwickel: ein Leinentuch in sehr heißes Wasser tauchen, auswringen, auf den Oberbauch legen, ein trockenes Tuch darüberwickeln; bei akuten Schmerzen mehrmals täglich anwenden.

Heiltee: 2 TL Schafgarbenkraut mit 1 Tasse kochendem Wasser übergießen, 10 Minuten zugedeckt ziehen lassen, abseihen; 2 bis 3 Tassen täglich trinken; löst Krämpfe.

Saftkur: mehrmals täglich 1 EL Löwenzahnpresssaft (aus Apotheke oder Reformhaus) einnehmen; regt die Gallensaftproduktion an.

Medikamente, die helfen

Synthetische Wirkstoffe

$\longrightarrow$ Antibiotika (bei infektiöser Gallenblasenentzündung) werden vom Arzt verordnet

Pflanzliche Präparate

Je nach Krankheitsbild bzw. Ursache der Beschwerden:

$\longrightarrow$ Schöllkrautextrakt

$\longrightarrow$ Artischockenblätterextrakt

$\longrightarrow$ Mariendistelfrüchteextrakt

Zusätzliche Maßnahmen

- Ballaststoffreiche Kost
- Fettreiche und süße Speisen meiden

Das schadet Ihnen

- Schwarzer Kaffee
- Alkoholische Getränke

Gicht

Mögliche Beschwerden

Schubweise auftretende Anfälle, meist ist ein Großzehen- oder Daumengrundgelenk betroffen; das Gelenk schwillt an, wird heiß und schmerzt extrem; im Verlauf der Erkrankung Bildung von „Gichtknoten" an den Ohrknorpeln oder Augenlidern; Entstehung von Nierenschäden

Mögliche Ursachen

Ablagerung von Harnsäurekristallen in Gelenken, Nieren und Bindegewebe bei zu hohem Harnsäurespiegel im Blut durch:

- Vererbte Anlage
- Falsche Ernährung (purinreich, zu fett, zu viel Alkohol)

Wann Sie zum Arzt müssen

Bei Verdacht auf einen Gichtanfall immer einen Arzt zurate ziehen

Das können Sie tun

Franzbranntwein: betroffenes Gelenk mehrmals täglich mit etwas Franzbranntwein einreiben oder ein Leinentuch bzw. eine Mullkompresse damit tränken und auf das betroffene Gelenk auflegen.

Heilteekur: 2 gehäufte TL Birkenblätter mit 1/4 l kochendem Wasser übergießen, 10 Minuten ziehen lassen, dann abseihen; 4 bis 8 Wochen lang täglich 2 bis 3 Tassen trinken.

Saftkur: 4 Wochen lang 3-mal täglich 1 EL Brennnesselsaft (Apotheke, Reformhaus) einnehmen; nicht bei Herzschwäche!

Aromaöl: betroffenes Gelenk mit Rosmarin-, Wacholder- oder Kamillenöl einreiben.

Medikamente, die helfen

Synthetische Wirkstoffe

→ Gichtmittel sind alle rezeptpflichtig

Pflanzliche Präparate
→ Herbstzeitlosenpräparate (für akuten Anfall)
  sind ebenfalls rezeptpflichtig
→ Teufelskrallenwurzelextrakt

Zusätzliche Maßnahmen
- Harnsäurewerte regelmäßig kontrollieren lassen
- Viel trinken

Das schadet Ihnen
- Purinreiche Nahrung: Innereien, fetter Fisch (Makrele, Aal), Fleisch, Spargel, grüne Bohnen, Lauch, Spinat

Grippaler Infekt

Mögliche Beschwerden
Laufende Nase, Niesen, Halsschmerzen, eventuell Husten, allmählich auch Anstieg der Körpertemperatur

Mögliche Ursache
Infektion mit Erkältungsviren, die über infizierte Tröpfchen (z. B. über Anhusten) in den Körper gelangen

Wann Sie zum Arzt müssen
Wenn nach 3 Tagen keine Besserung eingetreten ist; bei Atemproblemen, Kreislaufstörungen, hohem Fieber; bei blutigem Auswurf oder Schmerzen beim Atmen

Das können Sie tun
Bad: zu Beginn der Erkrankung ein warmes Vollbad mit Fichtennadelöl nehmen, danach ruhen.

Heiltee: 2 TL zerkleinerte Hagebutten mit 1 Tasse kochendem Wasser übergießen, 10 Minuten ziehen lassen, abseihen; mehrere Tassen täglich trinken.

Gurgeln: 2 TL Brombeerblätter mit 1/4 l kochendem Wasser überbrühen, 10 Minuten ziehen lassen, abseihen; mit dem etwas abgekühlten Sud 3-mal täglich gurgeln.

Medikamente, die helfen
Synthetische Wirkstoffe
- → Paracetamol
- → Azetylsalizylsäure (nicht für Kinder!)

Pflanzliche Präparate
- → Emser Salz (Nasensalbe)
- → Eukalyptusöl (zur Inhalation)
- → Brustsalbe mit ätherischem Öl

Zusätzliche Maßnahmen
- Obst essen, Sanddornsaft trinken (Vitamin C!)
- Bei Husten speziellen Tee trinken (siehe Kasten Seite 49)

Das schadet Ihnen
- Körperliche Anstrengung
- Rauchen

Grippe, „echte" (Influenza)

Mögliche Beschwerden
Rasch ansteigendes Fieber, eventuell mit Schüttelfrost, Kopf- und Gliederschmerzen, oft schweres Krankheitsgefühl, brennende Augen, Husten, Schnupfen, Kreislaufschwäche und Appetitlosigkeit

Mögliche Ursache

Infektion mit Influenzaviren, die über infizierte Tröpfchen in den Körper gelangen

Wann Sie zum Arzt müssen

Bei hohem Fieber sollte ein Arzt zur Abklärung der Diagnose gerufen und die hier genannten unterstützenden Maßnahmen mit ihm abgesprochen werden; ältere bzw. geschwächte oder chronisch kranke Patienten bei Verdacht auf Grippe

Das können Sie tun

Wadenwickel: 2 Handtücher in handwarmes Wasser tauchen, auswringen, jeweils straff um einen Unterschenkel bis zum Knie wickeln, je 1 trockenes Tuch darüber wickeln, Beine nicht weiter zudecken, Wickel nach 10 Minuten wieder abnehmen; maximal 3-mal wiederholen; Anwendung nur bei warmen, gut durchbluteten Füßen!

Heiltee: je nach Beschwerden Tee gegen Husten oder Schnupfen trinken (siehe jeweilige Krankheitsbeschreibung).

Flüssigkeit: viel trinken, um den Körper – besonders den Kreislauf – zu unterstützen; am besten Tees und stilles Mineralwasser.

Medikamente, die helfen

Synthetische Wirkstoffe

→ Je nach Beschwerden

Pflanzliche Präparate

→ Je nach Beschwerden

Zusätzliche Maßnahmen

- Strikte Bettruhe einhalten
- Krankenzimmer regelmäßig lüften und nicht überheizen

||| **Virusgrippe oder Infekt?**

- Plötzlicher Beginn mit steilem Temperaturanstieg (innerhalb von einigen Stunden auf über 39 °C) und schwerem Krankheitsgefühl spricht für eine „echte" Virusgrippe.
- Ein langsamer Beginn, oft erst mit Schnupfen und Halsweh bei nur mäßigem, sich langsam entwickelndem Fieber ist typisch für grippale Infekte.

Gürtelrose

Mögliche Beschwerden

Zu Beginn Fieber und Magen-Darm-Beschwerden möglich; nach ca. 4 Tagen Auftreten von Bläschen auf gerötetem Grund; Befall oft gürtelförmig, einseitig, am Oberkörper (entlang eines Nervs); nach 5 Tagen Abtrocknen der Bläschen; betroffenes Areal oft noch lange nach Abheilung der Bläschen äußerst schmerzhaft

Mögliche Ursachen

- Aufflackern einer Infektion mit dem Varizellavirus, das auch die Windpocken verursacht
- Neuansteckung
- Starke Stressbelastung
- Abwehrschwäche

Wann Sie zum Arzt müssen

Bei Verdacht auf Gürtelrose muss auf jeden Fall ein Arzt zurate gezogen werden, um die Diagnose zu sichern und die richtige Therapie einzuleiten.

Das können Sie tun

Heilöl: einige Tropfen Johanniskrautöl (Rotöl) mit einer Kompresse vorsichtig auf die Bläschen tupfen.

Leinöl: die betroffene Hautpartie mit einer Kompresse, die mit einigen Tropfen Leinöl versehen ist, abtupfen.

Heiltee: je 1/2 EL Bockshornklee und Melissenkraut mit 1 Tasse kochendem Wasser übergießen, 15 Minuten zugedeckt ziehen lassen, abseihen; täglich 3 Tassen möglichst heiß trinken; lindert die Schmerzen.

Medikamente, die helfen

Synthetischer Wirkstoff

→ Aciclovir in Form von Tabletten ist rezeptpflichtig

Pflanzliche Präparate

→ Zinkpaste

→ Vitamin-B-Präparat

Zusätzliche Maßnahme

■ Unbedingt Ruhe halten, um Nervenschmerzen zu vermeiden

Das schadet Ihnen

■ Körperliche Anstrengung
■ Aufkratzen der Bläschen

Haarausfall

Mögliche Beschwerden
Ausfallen von mehr als 100 Haaren pro Tag, entweder diffus über den Kopf verteilt oder auf abgegrenzte Areale beschränkt

Mögliche Ursachen
- Ererbte Veranlagung
- Vermehrte Produktion männlicher Hormone (Androgene)
- Psychische Überlastung
- Vitamin-, Eisen-, Jodmangel
- Medikamente (z. B. Zytostatika)
- Vergiftungen

Wann Sie zum Arzt müssen
Bei plötzlichem, kreisrundem oder büschelweisem Haarausfall

Das können Sie tun
Massage: die Kopfhaut kräftig mit den Fingerspitzen massieren; 3-mal täglich zur Anregung der Durchblutung durchführen.

Haarwasser: je 4 Tropfen Rosmarin-, Schafgarben-, Lorbeer- und Muskatellersalbeiöl in ca. 100 ml Lavendelhydrolat rühren; 1-mal täglich in die Kopfhaut einmassieren.

Bierwäsche: Haare mit warmem Wasser spülen, 1/8 l Bier in die Kopfhaut massieren, ca. 15 Minuten lang einwirken lassen, gut ausspülen, nochmals 1/8 l Bier einmassieren, Haare durchkämmen und trocknen lassen; mindestens 1-mal wöchentlich durchführen.

Medikamente, die helfen
Synthetischer Wirkstoff
$\longrightarrow$ Minoxidil nur auf Privatrezept
Pflanzliche Präparate
$\longrightarrow$ Haarwässer mit Birkenblättern
$\longrightarrow$ Haarwässer mit Klettenwurzel

Zusätzliche Maßnahme
- Sich ausgewogen ernähren (vitamin- und mineral-stoffreich)

Das schadet Ihnen
- Starke Dauerwellen, häufiges Färben, Haarlacke und aggressive Shampoos
- Häufiges heißes Föhnen

Hämorridalleiden

Mögliche Beschwerden
Jucken und Brennen am After, eventuell stechende Schmerzen während und nach dem Stuhlgang, hellrotes Blut auf dem Stuhl

Mögliche Ursachen
Das Gefäßpolster (die Hämorriden) in der Analschleim-haut ist gestaut und verdickt durch:
- Vererbte Anlage mit Bindegewebsschwäche
- Übergewicht
- Verstopfung; aber auch zu weichen Stuhlgang
- Schwangerschaft
- Vorwiegend sitzende Tätigkeit

Wann Sie zum Arzt müssen

Bei starken anhaltenden Schmerzen (Verdacht auf Analthrombose); bei nässenden Stellen und Rissen am After; wenn es zum ersten Mal zu Blutungen aus dem After kommt

Das können Sie tun

Kaltes Wasser: nach dem Stuhlgang den After vorsichtig mit kaltem Wasser reinigen; schließt die blutenden Gefäße und lindert den Juckreiz.

Sitzbad: 4 TL geschnittene Eichenrinde mit 1/2 l kaltem Wasser ansetzen, erhitzen, ca. 5 Minuten kochen lassen, dann abseihen; den Sud in eine Sitzbadewanne geben, ca. 10 Minuten hineinsetzen, anschließend den Afterbereich gut trocken tupfen.

Aromaölbad: 8 Tropfen Teebaumöl für ein Sitzbad verwenden; Anwendung siehe oben (ohne Eichenrinde).

Medikamente, die helfen

Synthetische Wirkstoffe
- → Lidocain (Salbe)
- → Butoxycain, Zinkoxid (Salbe)

Pflanzliche Präparate
- → Hamamelisextrakt (Salben)
- → Rosskastanienextrakt
- → Steinkleeextrakt

Zusätzliche Maßnahmen

- Ausreichend Bewegung
- Vitamin- und ballaststoffreich ernähren und viel trinken
- Starkes Pressen beim Stuhlgang vermeiden

Das schadet Ihnen

- Scharfe Gewürze
- Weißmehlprodukte
- Zucker
- Bewegungsmangel

Halsschmerzen

Mögliche Beschwerden

Kratzen und Brennen im Rachen und am Gaumensegel, Schluckbeschwerden, Heiserkeit

Mögliche Ursachen

- Meistens Virusinfektion
- Langes und lautes Sprechen
- Verkühlung durch Zugluft
- Begleitsymptom bei grippalem Infekt oder Virusgrippe

Wann Sie zum Arzt müssen

Bei Atemproblemen; bei Berührungsempfindlichkeit des Halses; bei zusätzlichen Ohrenschmerzen; bei hohem Fieber; wenn nach ca. 3 Tagen keine Besserung eintritt

Das können Sie tun

Schonung: nur flüssige Nahrung zu sich nehmen, nichts Säurehaltiges oder Scharfes.
Gurgeln: 2 TL Brombeerblätter mit 1/4 l kochendem Wasser überbrühen, 10 Minuten ziehen lassen, abseihen; mit dem abgekühlten Sud 3-mal täglich gurgeln.

Gurgeln: 2 TL Blutwurz mit 1/4 l kaltem Wasser ansetzen, zum Kochen bringen, 10 Minuten ziehen lassen, abseihen; mit dem lauwarmen Sud stündlich gurgeln.

Inhalation: je 1 TL Kamille, Thymian und Oregano in einer Schüssel mit 2 l kochendem Wasser übergießen, 5 Minuten ziehen lassen, die Dämpfe durch den Mund einatmen (dabei ein Handtuch über Kopf und Schüssel breiten).

Medikamente, die helfen
Pflanzliche Präparate
→ Emser-Salz-Lutschtabletten
→ Kamillenblüten- oder Salbeiblätterextrakt zum Gurgeln

Zusätzliche Maßnahme
■ Salbeibonbons lutschen

Das schadet Ihnen
■ Rauchen
■ Scharfes Essen, eiskalte Getränke

Hautallergien

Mögliche Beschwerden
Hellrote, leicht erhabene und juckende Quaddeln (Nesselsucht); kleine oder größere begrenzte, gerötete, juckende, zum Teil nässende Herde mit Bläschen (Ekzem, Kontaktekzem); kleine punktförmige rote Herde (Arzneimittelallergie)

Mögliche Ursachen
Allergische Reaktion u. a. auf:

- Hausstaubmilbenkot
- Nahrungsmittel
- Waschmittel, Weichspüler
- Substanzen (Duftstoffe) in Körperpflegemitteln und Kosmetikprodukten
- Metalle, z. B. Nickel in Hosenknöpfen oder Schmuck
- Medikamente (z. B. Penizillin)

Wann Sie zum Arzt müssen

Zur Abklärung der Ursache Allergietests; bei häufig auftretendem Kontaktekzem; wenn nach 3 Tagen keine Besserung oder eine Verschlechterung eintritt; bei plötzlich auftretenden Hauterscheinungen (z. B. nach einer Medikamenteneinnahme) mit Atemnot oder Kreislaufstörungen sofort Notarzt rufen!

Das können Sie tun

Kompresse: 2 bis 3 EL Salz in 1 l kaltes Wasser rühren, ein Leinentuch damit tränken, auswringen, 10 Minuten auf die juckende Hautstelle legen, mit viel lauwarmem Wasser abwaschen.

Heiltee: je 1 TL Kamille und Schafgarbe mit 1 Tasse kochendem Wasser übergießen, 10 Minuten ziehen lassen, abseihen; mehrere Tassen täglich trinken; nicht bei Allergie gegen Korbblütler!

Medikamente, die helfen

Synthetische Wirkstoffe

→ Chlorphenoxamin (Salbe)
→ Dimetinden (gegen Juckreiz)
→ Loratadin (gegen Quaddeln)

Pflanzliche Präparate
→ Bittersüßer-Nachtschatten-Extrakt (Salbe bei Ekzem)
→ Kamillenblütenextrakt (Creme; nicht bei Korbblütler-
   allergie!)

Zusätzliche Maßnahmen
■ Möglichst das auslösende Allergen (wenn bekannt)
  meiden
■ Regelmäßige Hautpflege
■ Bei Hausstauballergie Teppiche durch Parkett oder Kork
  ersetzen
■ Daunenbetten durch synthetische Materialien ersetzen

Herzrhythmusstörungen

Mögliche Beschwerden
Unregelmäßiger Herzschlag durch Extraschläge (Extra-
systolen), Herzrasen (Tachykardie), dabei eventuell Kurzatmigkeit und Angstgefühle; bei verlangsamtem Herzschlag
(Bradykardie) Schwindel, Schwäche oder Ohnmachts-
anfälle

Mögliche Ursachen
■ Stoffwechselstörungen (z. B. Schilddrüsenüberfunktion)
■ Ungewohnte Anstrengung (Herzrasen und Extra-
  systolen)
■ Herzklappenfehler
■ Stressbelastung
■ Mineralstoffmangel
■ Andere Herzerkrankungen

Wann Sie zum Arzt müssen

Herzbeschwerden auf jeden Fall immer vom Arzt abklären lassen, damit dann die entsprechende Therapie eingeleitet werden kann

Das können Sie tun

Entspannung: regelmäßig Entspannungsübungen (Yoga, autogenes Training, Meditation etc.) durchführen.

Heiltee: 3 EL Melissenblätter mit 1/4 l kochendem Wasser übergießen, 10 Minuten zugedeckt ziehen lassen, abseihen; langsam trinken.

Heilender Honig: 3-mal täglich 1 gestrichenen TL Galgant-Honig (Mel Galangae; aus auf Hildegard-Medizin spezialisierten Apotheken) einnehmen. Honig auf der Zunge zergehen lassen.

Medikamente, die helfen

Synthetische Wirkstoffe
→ Alle Wirkstoffe zur Behandlung von Herzrhythmus-
   störungen sind rezeptpflichtig

Pflanzliche Präparate
→ Weißdornauszug (bei Bradykardie)
→ Baldrianextrakt (bei Tachykardie)
→ Magnesium
→ Galgant-Granulat und -tabletten

Zusätzliche Maßnahmen

■ Leichtes Ausdauertraining
■ Eventuell Gewichtsreduktion

Das schadet Ihnen
- Aufregung und Stress
- Übermäßig starke körperliche Belastung
- Alkohol- und Kaffeegenuss
- Rauchen

Herzschwäche

Mögliche Beschwerden
Schwäche, rasche Ermüdbarkeit, Atemnot, Herzklopfen (anfangs vor allem bei körperlicher Belastung), bläuliche Lippen, Wasseransammlungen (Ödeme) in den Beinen, häufiger Harndrang besonders nachts

Mögliche Ursachen
- Bluthochdruck (Hypertonie)
- Herzenge (Angina pectoris)
- Abgelaufener Herzinfarkt
- Herzklappenfehler
- Chronische Erkrankungen der Lunge
- Kalziummangel, zu viel Kalium im Blut

Wann Sie zum Arzt müssen
Herzprobleme immer vom Arzt abklären und behandeln lassen

Das können Sie tun
Heilteekur: 2 TL gemischte Weißdornblüten, -blätter und Mistelkraut mit 1 Tasse kochendem Wasser übergießen, 10 Minuten ziehen lassen, abseihen; 8 Wochen lang mor-

gens und abends je 1 Tasse trinken, 4 Wochen pausieren, danach eventuell die Kur wiederholen.

Flüssigkeit: nicht zu viel trinken (2 l täglich, am besten natriumarmes Mineralwasser).

Medikamente, die helfen

Synthetische Wirkstoffe

→ Herzwirksame Substanzen sind alle rezeptpflichtig

Pflanzliche Präparate

→ Weißdornblatt- und -blütenextrakt (leichte Herz-schwäche)

→ Weißdornpresssaft

Zusätzliche Maßnahmen

- Regelmäßig bewegen, aber nur bis zur Belastungsgrenze
- Blutdruck regelmäßig kontrollieren (lassen)
- Natriumarm ernähren
- Gewichtsreduktion

Das schadet Ihnen

- Rauchen
- Fette und salzreiche Ernährung

 Tipp

Je 20 g Melissenblätter, Hirtentäschel- und Herzgespann-kraut mit 30 g Weißdornblüten mischen, 2 TL davon mit 1 Tasse kochendem Wasser übergießen, 10 Minuten ziehen lassen, abseihen; 2 bis 3 Tassen täglich trinken; entspannt und stärkt das Herz.

Heuschnupfen

Mögliche Beschwerden

Juckende, laufende Nase, Niesen und brennende, juckende, tränende Augen, meist immer zur gleichen Jahreszeit

Mögliche Ursachen

Allergische Reaktion auf:

- Pollen von Bäumen und Sträuchern (meist im Frühjahr)
- Gräserpollen (vor allem im Frühsommer)
- Pollen von Kräutern (meist im Frühherbst)

Wann Sie zum Arzt müssen

Zur Abklärung der Ursache (Allergietests); bei Atemnot oder starken Beschwerden; wenn erstmals Husten auftritt (Asthmagefahr!)

Das können Sie tun

Heilöl: 25 Tropfen oder 2 Kapseln Schwarzkümmelöl einnehmen; 3-mal täglich am besten schon ab Januar zur Vorbeugung anwenden.

Nasenspülung: 1/2 TL Ackerschachtelhalm mit 3/4 l kaltem Wasser ansetzen, kurz aufkochen lassen, abseihen; abgekühlten Sud 3- bis 5-mal täglich durch die Nasenlöcher hochziehen.

Auflage: 2 Wattebäusche mit Rosenhydrolat tränken und auf die geschlossenen Augen legen; mildert Juckreiz und Tränenfluss.

Sirup: 1 ausgepresste Knoblauchzehe, 2 EL Honig und 1 TL gemahlenen Schwarzkümmel verrühren; morgens und abends je 1 TL davon vor dem Essen einnehmen.

Medikamente, die helfen

Synthetische Wirkstoffe

$\rightarrow$ Cromoglicinsäure

$\rightarrow$ Loratadin

Zusätzliche Maßnahmen

- Kalziumreich ernähren
- Hyposensibilisierungstherapie

Das schadet Ihnen

- Rauchen

Hexenschuss

Mögliche Beschwerden

In den unteren Rücken plötzlich einschießender, äußerst heftiger Schmerz, stark eingeschränkte Beweglichkeit, Schonhaltung

Mögliche Ursachen

- Blockierung der Wirbelgelenke durch falsche Bewegung
- Kalte Zugluft, die auf den verschwitzten Rücken trifft
- Falsches Heben von Lasten (aus gebückter Haltung heraus)

Wann Sie zum Arzt müssen

Zur Abklärung, wenn nach 2 bis 3 Tagen keine Besserung eintritt oder die Schmerzen in die Beine ausstrahlen (Gefahr eines Bandscheibenvorfalls!)

Das können Sie tun

Wärme: ein Kirschkernsäckchen im Backofen auf 120 °C erwärmen und auf die untere Rückenpartie legen; alternativ eine Wärmflasche oder ein elektrisches Heizkissen auflegen.

Bad: 500 g Heublumen mit etwa 2 l kaltem Wasser ansetzen, langsam zum Kochen bringen, 30 Minuten ziehen lassen, abseihen, den Sud in 38 °C warmes Badewasser geben; 20 Minuten baden und danach im Bett ruhen; nicht bei Allergie gegen Heublumen!

Heilöl: morgens und abends einige Tropfen Johanniskrautöl (Rotöl) sanft in den schmerzenden Bereich einmassieren.

Wärme: erhitzte Fangopackung (Apotheke) auf den unteren Rücken legen.

Medikamente, die helfen

Synthetische Wirkstoffe

→ Azetylsalizylsäure

→ Ibuprofen

Pflanzliche Präparate

→ Arnikatinktur

→ Teufelskrallenextrakt

Zusätzliche Maßnahme

■ Kräftigungsübungen für den Rücken (Rückenschule)

Das schadet Ihnen

■ Heben von schweren Lasten

■ Unterkühlung

Tipp

Auf dem Boden (auf einer Wolldecke) auf den Rücken legen, die Beine im 90-Grad-Winkel auf einem Stuhl ablegen (das Gesäß sollte etwas über dem Boden „schweben") und tief atmen.

Hühnerauge

Mögliche Beschwerden

Schmerzhafte, gerötete Hornhautverdickung an einem Zehengelenk, mit einem Hornkegel in der Mitte

Mögliche Ursachen

- Zu schmale oder zu kleine Schuhe
- Fehlstellung der Zehen

Wann Sie zum Arzt müssen

Bei sehr starken Schmerzen; wenn sich das Hühnerauge entzündet; bei immer wiederkehrenden Hühneraugen

Das können Sie tun

Polster: das Hühnerauge mit einer weichen Mullkompresse abdecken.

Fußbad: die betroffenen Zehen mindestens 15 Minuten in starkem Kamillentee baden; weicht das Hühnerauge auf, wirkt entzündungshemmend.

Auflage: 1 frisch geschnittene Zwiebelscheibe mit einer Mullbinde auf der betroffenen Stelle befestigen, einwirken

lassen, bis sich der Kern des Hühnerauges löst; anschließend die Zehe ca. 10 Minuten warm baden, abtrocknen
und mit Ringelblumensalbe eincremen.

Auflage: frische Hauswurzblätter auspressen, den Saft auf
das Hühnerauge träufeln, 1 zerquetschtes Blatt darauflegen,
umwickeln; über Nacht einwirken lassen.

Medikamente, die helfen
Synthetische Wirkstoffe
$\longrightarrow$ Salizylsäure (Hühneraugenpflaster)
Pflanzliches Präparat
$\longrightarrow$ Ringelblumensalbe

Zusätzliche Maßnahmen
- Nur bequeme Schuhe kaufen, die den Zehen Platz lassen
- Etwas Wolle oder Mullstreifen zwischen die Zehen le-
  gen, damit sie nicht aneinander reiben

Das schadet Ihnen
- Kratzen oder Herumschneiden am Hühnerauge
- Enge, drückende oder spitz zulaufende Schuhe

 Tipp
50 ml Jojoba-Öl mit je 5 Tropfen Lavendel- und Teebaumöl
verrühren; Füße und Zehen regelmäßig damit massieren.
Beugt Hühneraugen vor.

Insektenstich

Mögliche Beschwerden

Gerötete Schwellung rund um die Einstichstelle, mehr oder weniger starker Juckreiz; bei Bienen- oder Wespenstichen meist stärkere Schwellung, Spannungsgefühl, Stichstelle oft äußerst schmerzhaft und heiß

Mögliche Ursache

Beim Stich in die Haut vom Insekt abgesonderte Substanzen, die eine Entzündungsreaktion hervorrufen

Wann Sie zum Arzt müssen

Bei Stichen in Mund oder Nase; bei allergischen Reaktionen (Atemnot, Schwindel) und bei bekannter Insektengiftallergie sofort den Notarzt rufen!

Das können Sie tun

Stachel entfernen: nach Bienenstichen sofort den noch in der Wunde steckenden Stachel vorsichtig mit dem Fingernagel herauskratzen.

Reinigung: die Einstichstelle unter fließend kaltem Wasser reinigen; lindert die Schwellung.

Abreibung: die Einstichstelle mit der frischen Schnittstelle von 1/2 Zwiebel einige Minuten abreiben; lindert den Schmerz.

Aromaöl: 1 Tropfen Teebaum- oder Lavendelöl direkt auf die Stichstelle träufeln; wirkt desinfizierend und entzündungshemmend.

Kälte: einige Eiswürfel in einen Waschhandschuh geben und mindestens 15 Minuten lang auf den Einstich legen; lindert die Schmerzen und vermindert die Schwellung.

Medikamente, die helfen

Synthetische Wirkstoffe

→ Tripelennamin (Stift gegen Juckreiz)

→ Dimetinden (Gel gegen Juckreiz)

Pflanzliches Präparat

→ Johanniskrautöl (Rotöl)

Ischiasschmerzen

Mögliche Beschwerden

Bohrender, dumpfer Schmerz im Gesäß, der in den Oberschenkel und bis zu den Zehen hinunterziehen kann; in schweren Fällen Auftreten von Sensibilitätsstörungen und Lähmungen

Mögliche Ursache

Bandscheibenschaden im unteren Lendenwirbelbereich, der zur Reizung oder Quetschung des Ischiasnervs führt.

Wann Sie zum Arzt müssen

Bei länger anhaltenden Beschwerden; wenn Lähmungen oder Sensibilitätsstörungen auftreten; wenn Sie sich nicht mehr auf die Fersen oder Zehen stellen können

Das können Sie tun

Wärme: ein Heublumensäckchen über Wasserdampf erhitzen und auf die schmerzende Partie legen.

Packung: 1 kg Weizenkörner in Wasser weich kochen, abseihen, noch heiß in ein Leinensäckchen füllen, auf den schmerzenden Lendenwirbelbereich legen.

Bad: 15 Tropfen Lemongrass-Öl in ein warmes Vollbad geben; 15 Minuten lang darin baden, danach ruhen; fördert die Durchblutung und wirkt entspannend und schmerzlindernd.

Wickel: ein Leinentuch mit heißem Wasser tränken, auswringen, 10 Tropfen Arnikatinktur darauf träufeln, das Tuch auf den Rücken legen, ein Wolltuch darüber wickeln, 30 Minuten wirken lassen.

Medikamente, die helfen
Synthetische Wirkstoffe
- $\longrightarrow$ Ibuprofen
- $\longrightarrow$ Azetylsalizylsäure

Pflanzliche Präparate
- $\longrightarrow$ Teufelskrallenwurzelextrakt
- $\longrightarrow$ Arnikatinktur (Einreibung)

Zusätzliche Maßnahmen
- Regelmäßige Rückenübungen (Rückenschule)
- Am Schreibtisch öfter auf einem großen Gymnastikball zur Stärkung des Rückens sitzen
- Entspannungsübungen

Das schadet Ihnen
- Zugluft
- Heben schwerer Lasten
- Stress – lässt die Muskulatur verspannen

Kater

Mögliche Beschwerden

Kopfschmerzen, Licht- und Lärmempfindlichkeit, Schweißausbrüche, Übelkeit; in schweren Fällen zusätzlich Erbrechen und Kreislaufstörungen

Mögliche Ursachen

- Durch hohen Alkoholkonsum verursachte erhöhte
  Wasserausscheidung und Erniedrigung des Blutzucker-
  spiegels
- Durch Alkohol- und zusätzlichen Nikotinkonsum
  verursachte Magenreizung

Wann Sie zum Arzt müssen

Bei starkem Erbrechen mit Blutbeimengung

Das können Sie tun

Kälte: eine in kaltes Wasser getauchte Kompresse auf die
Stirn legen; lindert Kopfschmerzen.

Flüssigkeit: viel stilles Mineralwasser mit Obstsaft
gemischt oder grünen Tee trinken, um den alkoholbeding-
ten Flüssigkeitsverlust auszugleichen.

Heiltee: 1 TL Melissen- oder Pfefferminzblätter mit 1 Tasse
kochendem Wasser übergießen, 10 Minuten ziehen lassen, abseihen; in kleinen Schlucken trinken, beruhigt den
Magen.

Magnesium: 1 Brausetablette Magnesium in 1 Glas Wasser
auflösen und trinken; hilft, den Magnesiumhaushalt wieder zu regulieren.

Aromaöl: etwas Pfefferminzöl auf den Schläfen verreiben; lindert Kopfschmerzen.

Medikamente, die helfen
Synthetische Wirkstoffe
→ Azetylsalizylsäure
→ Ibuprofen
Pflanzliche Präparate
→ Weidenrindenextrakt
→ Silberweidenrindentee

Konzentrationsstörungen

Mögliche Beschwerden
Vergesslichkeit, Unfähigkeit, sich auf eine bestimmte Sache zu konzentrieren, Abschweifen der Gedanken, Lernschwierigkeiten

Mögliche Ursachen
- Psychische Überlastung (berufliche oder private Überforderung, starker Stress, Zeitdruck)
- Fehlernährung (Vitamin- und Mineralstoffmangel)
- Durchblutungsstörungen des Gehirns
- Schlafmangel

Wann Sie zum Arzt müssen
Bei mehrfachem Auftreten von „Blackouts"; bei ständigen oder immer schlimmer werdenden Beschwerden

Das können Sie tun

Ruhe: dem Körper regelmäßig Ruhepausen zur Regeneration gönnen, z. B. durch ausgedehnte Spaziergänge an der frischen Luft.

Aromaöl: anregende Aromaöle in eine Duftlampe geben, z. B. Rosmarin-, Lorbeer- oder Geraniumöl.

Ohrmassage: mit den Fingerspitzen die Ohrmuscheln kräftig 1 Minute lang massieren, dann die Ohrmuscheln zu den Ohrläppchen hin ausstreichen. Steigert die Konzentration.

Snack: zwischendurch Nüsse knabbern; sie enthalten das für das Gehirn wichtige Cholin.

Heiltee: 1 TL Matetee mit 1 Tasse kochendem Wasser übergießen, 3 Minuten zugedeckt ziehen lassen, abseihen; wirkt mild anregend.

Medikamente, die helfen

Synthetische Wirkstoffe

→ Ginkgo-biloba-Extrakt
→ Ginsengwurzelextrakt
→ Sojalecithin
→ Eleutherokokkuswurzelextrakt

Zusätzliche Maßnahmen

- autogenes Training
- Für ausreichend Schlaf sorgen

Das schadet Ihnen

- Vitaminarme Ernährung
- Mangelnde Bewegung

Kopfschmerzen

Mögliche Beschwerden

Je nach Ursache Verteilung der Schmerzen über den ganzen Kopf, einseitig oder lokalisiert; Schmerzen entweder dumpf, drückend, ziehend oder stechend

Mögliche Ursachen

- Verspannungen im Nackenbereich durch Stress, psychischen Druck, körperliche Fehlhaltung
- Migräne (siehe dazu Seite 101)
- Überanstrengung der Augen
- Flüssigkeitsmangel
- Zu viel Alkohol oder Nikotin

Kopfschmerzen als begleitendes Symptom bei:

- Nebenhöhlenentzündung
- Fieber und grippalem Infekt

Wann Sie zum Arzt müssen

Bei immer wiederkehrenden Kopfschmerzen; nach einem Schlag auf den Kopf; bei Schwindel, Lähmungen, Sprachstörungen; wenn Medikamente nicht mehr helfen

Das können Sie tun

Kälte oder Wärme: eiskalte Kompresse bzw. Coldpack (Apotheke) auf die Stirn legen oder – wenn es guttut – in heißem Wasser getränktes, ausgewrungenes Tuch in den Nacken legen.
Aromaöl: 2 Tropfen Pfefferminzöl in beide Schläfen einmassieren.

Heiltee: 1 TL Silberweidenrinde in 1/4 l kaltem Wasser ansetzen, zum Kochen bringen, vom Herd nehmen, 5 Minuten ziehen lassen. Bei Bedarf 1 Tasse trinken.

Flüssigkeit: viel trinken (Mineralwasser, Saft), um einen Flüssigkeitsmangel auszugleichen.

Medikamente, die helfen

Synthetische Wirkstoffe
→ Azetylsalizylsäure (ASS)
→ Ibuprofen
→ Paracetamol

Pflanzliche Präparate
→ Pestwurzextrakt
→ Weidenrindenextrakt

Zusätzliche Maßnahmen

- Frische Luft
- autogenes Training
- Yoga

Das schadet Ihnen

- Zigarettenrauch
- Lärm
- Fernsehen, Computerarbeit

Krampfadern

Mögliche Beschwerden

Sichtbare, bläuliche, geschlängelte Venen vorwiegend an den Unterschenkeln, meist abends geschwollene Füße und Knöchel, Schweregefühl in den Beinen

Mögliche Ursachen

Die Klappen in den Venen, die den Rückfluss des Blutes nach unten verhindern sollen, schließen nicht mehr richtig, sodass das Blut absackt und die Venen sich immer mehr erweitern und schlängeln.

- Ererbte Bindegewebsschwäche
- Schwangerschaft
- Übergewicht
- Stehen
- Zu wenig Bewegung

Wann Sie zum Arzt müssen

Bei blutenden Krampfadern; wenn die Beine ständig geschwollen sind; bei starken Schmerzen

Das können Sie tun

Lagerung: so oft es geht, die Beine hochlegen.

Umschlag: 1/4 l warmes Wasser mit 5 Tropfen Zitronenöl und 1 EL Sahne verrühren, 2 Leinentücher damit tränken, um die Unterschenkel wickeln und die Beine hochlegen; 15 Minuten lang wirken lassen.

Heilteekur: 2 TL Buchweizenkraut mit 1 Tasse kochendem Wasser übergießen, 1 Minute weiter kochen und anschließend 10 Minuten ziehen lassen, abseihen; 4 bis 6 Wochen lang täglich 2 bis 3 Tassen trinken; stärkt die Venenwände.

Heiltee: 1 TL Rosskastaniensamen mit 1 Tasse kaltem Wasser ansetzen, aufkochen, 8 Minuten bei kleiner Hitze kochen, 10 Minuten ziehen lassen, abseihen; täglich 3 Tassen nach dem Essen trinken.

Medikamente, die helfen

Synthetische Wirkstoffe

$\longrightarrow$ Aescin

$\longrightarrow$ Troxerutin

Pflanzliche Präparate

$\longrightarrow$ Rosskastaniensamenextrakt

$\longrightarrow$ Steinkleeextrakt

Zusätzliche Maßnahmen

- Stützstrümpfe tragen
- Bei stehenden Berufen mehrmals täglich die Schuhe (verschiedene Absatzhöhe) wechseln

Leberbeschwerden

Mögliche Beschwerden

Oft lange Zeit ohne Beschwerden, gelegentlich Gelbfärbung von Augen oder Haut, dunkler Urin, lehmbrauner Stuhl, Juckreiz; bei Leberentzündungen (Hepatitis) grippeähnliche Symptome, Müdigkeit, Gelbsucht (Ikterus); bei schweren Erkrankungen Wassereinlagerungen im Bauch (Aszites), Verwirrtheit, Koma

Mögliche Ursachen

- Überernährung
- Infektion mit Hepatitisviren A, B, C, D, E oder G (siehe Kasten Seite 91)
- Alkoholabhängigkeit
- Medikamente
- Pilz- und andere Gifte

Wann Sie zum Arzt müssen

Alle Lebererkrankungen müssen vom Arzt abgeklärt und die entsprechende Therapie eingeleitet werden

Das können Sie tun

Heilteekur: 1 TL zerquetschte Mariendistelfrüchte gemischt mit -kraut mit 1 Tasse kochendem Wasser übergießen, 10 Minuten ziehen lassen, abseihen; 8 Wochen lang täglich 3 Tassen jeweils vor dem Essen trinken.

Heiltee: 1 TL Löwenzahnwurzel und -kraut mit 1 Tasse kaltem Wasser ansetzen, erhitzen, 1 Minute kochen lassen, abseihen; 2 Tassen täglich trinken.

Medikamente, die helfen

Pflanzliche Präparate

$\longrightarrow$ Mariendistelfrüchteextrakt

$\longrightarrow$ Presssaft aus Schwarzrettichwurzeln

$\longrightarrow$ Löwenzahnwurzelextrakt

Zusätzliche Maßnahmen

■ Alkoholkonsum so weit wie möglich einschränken

■ Bei Arbeiten mit Giftstoffen auf Schutzmaßnahmen achten

| | | **Die verschiedenen Formen der Virushepatitis**

Hepatitis A (Hepatitis-A-Virus, HAV)

■ Übertragung: durch Aufnahme von mit Fäkalien verunreinigten Nahrungsmitteln bzw. Wasser, direkter Kontakt mit virushaltigem Material wie Blut oder Stuhl

■ Impfung: möglich; wichtig vor Aufenthalt in gefährdeten Gebieten, für gefährdete Berufsgruppen

Hepatitis B (Hepatitis-B-Virus, HBV)
- Übertragung: Blut-zu-Blut-Kontakt, Blutprodukte, Geschlechtsverkehr, bei der Geburt von der Mutter auf das Kind, enger Körperkontakt, direkt durch infiziertes Material
- Impfung: möglich; wird auch für Kinder und Jugendliche empfohlen; auch in Kombination mit Hepatitis A

Hepatitis C (Hepatitis-C-Virus, HCV)
- Übertragung: Blut-zu-Blut-Kontakt, Blutprodukte, Geschlechtsverkehr, direkt durch infiziertes Material, von der Mutter auf das Kind, enger Körperkontakt, Tätowierungen u.Ä.
- Impfung: nicht möglich; Vorbeugung durch Kondome, penible Hygiene beim Umgang mit infektiösem Material

Hepatitis D (Hepatitis-D-Viroid, d.h. unvollständiges Viruspartikel, HDV)
- Übertragung: Blut-zu-Blut-Kontakt, Blutprodukte, Geschlechtsverkehr, enger Körperkontakt
- Impfung: Hepatitis-B-Impfung, damit gleichzeitig Schutz gegen HDV

Hepatitis E (Hepatitis-E-Virus, HEV)
- Übertragung: durch Aufnahme von mit Fäkalien verunreinigten Nahrungsmitteln bzw. Wasser, direkter Kontakt mit virushaltigem Material
- Impfung: nicht möglich; nach Infektion aber lebenslange Immunität

Hepatitis G (Hepatitis-G-Virus, HGV)
- Übertragung: Blut-zu-Blut-Kontakt, Blutprodukte, andere Wege noch unbekannt
- Impfung: nicht möglich; Vorbeugung wie gegen Hepatitis C

Lippenherpes

Mögliche Beschwerden
Zuerst Spannungsgefühl und Kribbeln an der Lippe, danach Schwellung und Entwicklung kleiner Bläschen mit klarer Flüssigkeit; nach einigen Tagen Eintrocknen der Bläschen und Verschorfung

Mögliche Ursachen
Die Bläschen werden durch eine Neuinfektion mit dem Herpes-simplex-Virus Typ I hervorgerufen oder es kommt zum Wiederaufflackern einer bestehenden Infektion durch:

- Fiebrige Erkrankungen
- Intensive UV-Bestrahlung
- Starke Hitze oder Kälte
- Große körperliche (und geistige) Erschöpfung
- Starke psychische Belastungen
- Hormonelle Schwankungen (z. B. bei der Menstruation)

Wann Sie zum Arzt müssen
Wenn die Bläschen nicht nach einigen Tagen abheilen; wenn sie sich ausbreiten

Das können Sie tun
Tinktur: 10 g Melissenblätter in 100 g 70-prozentigen Alkohol geben, ziehen lassen; die Tinktur mehrmals täglich auftupfen.
Kälte: 1 Eiswürfel in eine Mullkompresse wickeln und auf die kribbelnde Stelle pressen.

Heiltee: 2 TL Ringelblumenblüten mit 1 Tasse kochendem Wasser übergießen, 10 Minuten ziehen lassen, abseihen; den Tee mehrmals täglich auftupfen.

Heilöl: eine Kompresse mit Johanniskrautöl tränken und auf die Stellen tupfen; mehrmals täglich durchführen; jede Kompresse nur 1-mal verwenden!

Medikamente, die helfen
Synthetische Wirkstoffe
→ Aciclovir (Creme)
Pflanzliche Präparate
→ Melissenblätterextrakt (Creme)
→ Zinksulfat (Gel)
→ Ringelblumenextrakt (Salbe)

Zusätzliche Maßnahmen
■ Nach den Auslösern suchen (z. B. Sonnenbestrahlung) und diese dann möglichst meiden

Das schadet Ihnen
■ Kratzen und Ausdrücken der Bläschen (sind voll mit Viren, die sich dann weiter verbreiten)

Magen- und Darmgeschwür

Mögliche Beschwerden
Dauernde oder immer wiederkehrende Oberbauchschmerzen (in Zusammenhang mit der Nahrungsaufnahme meist beim Magengeschwür; zwischen den Mahlzeiten oft beim Zwölffingerdarmgeschwür), Sodbrennen, Völlegefühl, Aufstoßen, Übelkeit bis zum Erbrechen

Mögliche Ursachen

Schädigung der Magen- bzw. Zwölffingerdarmschleimhaut durch eine chronische Infektion mit dem Bakterium Helicobacter pylori und zusätzlich:

- Zu viel Magensäure
- Schleimhautschädigende Medikamente (Schmerzmittel)
- Übermäßiger Alkohol- und Nikotinkonsum
- Starker psychischer Stress

Wann Sie zum Arzt müssen

Starke Bauchschmerzen immer vom Arzt abklären lassen; bei Bluterbrechen; wenn Erbrochenes bräunlich schwarz ist; bei steinhartem Bauch; bei Kreislaufbeschwerden mit Schweißausbruch

Das können Sie tun

Leinsamen: 3 EL geschrotete Leinsamen mit etwas Milch oder Wasser übergießen, 30 Minuten quellen lassen; 3-mal täglich vor den Mahlzeiten essen.

Heiltee: Magentee trinken (siehe Seite 97)

Tinktur: 15 bis 20 Tropfen Ringelblumentinktur in etwas Wasser einrühren; 3-mal täglich vor den Mahlzeiten einnehmen.

Heilsaft: 1 l frischen Weißkohlsaft über den Tag verteilt zwischen den Mahlzeiten trinken; 4 bis 6 Wochen lang anwenden.

Medikamente, die helfen

Synthetische Wirkstoffe

→ Antibiotika (gegen Helicobacter pylori) sind alle rezeptpflichtig

→ Basisches Bismutsalizylat
→ Säurebinder (Aluminium-, Magnesiumhydroxid)
Pflanzliche Präparate
→ Kamillenblütenextrakt
→ Süßholzwurzelextrakt

Zusätzliche Maßnahmen

- Auf Alkohol, Kaffee, Colagetränke und saure Säfte verzichten
- Entspannungsübungen wie Yoga, autogenes Training etc.

Magenschleimhautentzündung

Mögliche Beschwerden

Schmerzen im Oberbauch, Völlegefühl (ohne etwas gegessen zu haben), Sodbrennen, Aufstoßen, Appetitlosigkeit, Magenkrämpfe, Blähungen, eventuell Darmbeschwerden und Verstopfung

Mögliche Ursachen

Schädigung der Magenschleimhaut durch chronische Infektion mit dem Bakterium Helicobacter pylori (wie beim Magengeschwür) und zusätzlich:

- Zu viel Magensäure
- Medikamente (z. B. Schmerz- und Rheumamittel)
- Übermäßiger Nikotin- und Alkoholkonsum
- Starke psychische Belastung

Wann Sie zum Arzt müssen

Wenn nach 3 Tagen keine Besserung eingetreten ist; bei immer wiederkehrenden – auch leichten – Magenschmerzen

Das können Sie tun

Heilerde: 1 TL Heilerde (zur innerlichen Anwendung; aus Apotheke oder Reformhaus) in 1 Glas handwarmes Wasser rühren; 3-mal täglich vor dem Essen einnehmen.

Heilteekur: Fencheltee (siehe Kasten) mehrere Wochen lang trinken.

Heiltee: Ringelbumen- oder Kamillentee (siehe Kasten) trinken.

Lebertran: täglich Lebertran (aus Apotheke oder Reformhaus) einnehmen; entsprechend der Packungsbeilage 3 Wochen lang einnehmen; regeneriert die Schleimhaut.

Medikamente, die helfen

Synthetische Wirkstoffe
→ Säurebinder (Aluminium-, Magnesiumhydroxid)
→ Antibiotika (gegen Helicobacter pylori) sind alle rezeptpflichtig
→ Basisches Bismutsalizylat

Pflanzliche Präparate
→ Kamillenblütenextrakt
→ Süßholzwurzelextrakt
→ Melissenblätterextrakt

Zusätzliche Maßnahmen

- Regelmäßig Ausdauersport (Schwimmen, Radfahren, Joggen) treiben, das baut Stress ab
- Lieber 5 kleine als 3 große Mahlzeiten einnehmen
- Regelmäßig Entspannungsübungen durchführen

||| **Die wirksamsten Magentees**

- **Kamillentee** (entzündungshemmend): 2 TL Kamillenblüten mit 1 Tasse kochendem Wasser übergießen,
  10 Minuten ziehen lassen, abseihen; 5 bis 6 Tassen
  täglich trinken.

- **Leinsamentee** (schleimhautschützend): 2 TL geschrotete
  Leinsamen in 1/2 l kaltem Wasser 6 bis 8 Stunden
  quellen lassen, abseihen; die Flüssigkeit morgens
  nüchtern und vor den Mahlzeiten trinken.

- **Teemischung** (krampflösend): Melissenblätter, Kamillenblüten und Gänsefingerkraut zu gleichen Teilen mischen,
  1 TL davon mit 1 Tasse kochendem Wasser übergießen,
  10 Minuten ziehen lassen, abseihen; 2 bis 3 Tassen
  täglich.

- **Kamillen-Schafgarben-Tee** (entzündungshemmend,
  krampflösend): je 1 TL Kamillenblüten und Schafgarbenkraut mit 1 Tasse kochendem Wasser übergießen,
  10 Minuten ziehen lassen, abseihen; 3 bis 4 Tassen
  täglich trinken.

- **Ringelblumentee** (entzündungshemmend, schleimhautschützend): 1 EL Ringelblumenblüten mit 1/4 l
  kochendem Wasser übergießen, 10 Minuten ziehen
  lassen, abseihen; 3 Tassen täglich trinken.

- **Süßholzwurzeltee** (entzündungshemmend, schleimhautschützend): 1 TL Süßholzwurzel mit 1 Tasse kochendem
  Wasser übergießen, 5 Minuten kochen lassen, abseihen;
  2 Wochen lang 2 bis 3 Tassen täglich nach dem Essen
  trinken.

Mandelentzündung

Mögliche Beschwerden

Starke Halsschmerzen, eventuell ausstrahlend in die Ohren oder bis zu den Zähnen; Schluckbeschwerden, Schwellung am Hals; oft von Fieber begleitet

Mögliche Ursachen

- Infektion der Gaumenmandeln vorwiegend mit Bakterien (meist Streptokokken)
- Selten: Infektion mit Viren oder Pilzen

Wann Sie zum Arzt müssen

Bei hohem Fieber; bei starken Schluckbeschwerden; bei Abhusten von Eiter; wenn die Beschwerden nicht abklingen oder stärker werden

Das können Sie tun

Gurgeln: 4 Tropfen Salbeiöl mit 100 ml warmem Wasser verrühren; damit mindestens 4-mal täglich 3 Minuten lang gurgeln, dann die Flüssigkeit ausspucken.

Gurgeln: 2 TL Blutwurz mit 1/4 l kaltem Wasser ansetzen, zum Kochen bringen, 10 Minuten ziehen lassen, abseihen und abkühlen lassen; mit dem lauwarmen Sud stündlich gurgeln. Flüssigkeit ausspucken.

Heiltee: 1 TL Kamillenblüten und 1 TL Salbei mit 1 Tasse kochendem Wasser übergießen, 10 Minuten ziehen lassen, abseihen; alle 2 Stunden mit der Hälfte gurgeln, den Rest trinken.

Medikamente, die helfen

Synthetische Wirkstoffe

$\longrightarrow$ Antibiotika (gegen bakterielle Infektionen) sind alle rezeptpflichtig

Pflanzliche Präparate

$\longrightarrow$ Emser-Salz-Lutschtabletten

$\longrightarrow$ Salbeiblätterextrakt

$\longrightarrow$ Lösung mit Salbei-, Eukalyptus-, Pfefferminz- und anderen ätherischen Ölen

$\longrightarrow$ Dragees mit Eibischwurzel, Kamille, Schachtelhalm, Eichenrinde, Schafgarbe und Löwenzahn

Zusätzliche Maßnahmen

■ Nur flüssige oder breiige Nahrung zu sich nehmen (bei starken Schluckbeschwerden)

■ Milcheis essen (zur Schmerzlinderung)

Das schadet Ihnen

■ Säurehaltige und scharfe Nahrungsmittel und Getränke

Menstruationsstörungen

Mögliche Beschwerden

Schwankungen im Monatszyklus, d. h., zwischen den Menstruationsblutungen liegen über einen längeren Zeitraum hinweg weniger als 24 oder mehr als 32 Tage; Auftreten von Zwischen- oder Schmierblutungen oder Ausbleiben der Regel (jedoch ohne Bestehen einer Schwangerschaft); sehr schwache oder extrem starke und schmerzhafte Blutungen

Mögliche Ursachen

Häufigste Ursache bei allen Zyklusstörungen sind starke psychische Belastungen, besonders Stress. Zusätzlich bei Schmier- oder Zwischenblutungen:

- Ungenügende Progesteronbildung in der 2. Zyklushälfte

Bei zu starken Blutungen:

- Endometriose (Gebärmutterschleimhaut, die in andere Körperbereiche gewandert ist)

Wann Sie zum Arzt müssen

- Menstruationsstörungen immer vom Frauenarzt abklären und behandeln lassen

Das können Sie tun

Heilteekur: 2 TL Hirtentäschelkraut mit 1 Tasse kochendem Wasser überbrühen, 10 Minuten ziehen lassen, abseihen; bei zu starken Blutungen 3 bis 4 Tage vor der Regel bis zum Ende täglich 2 Tassen trinken.

Heiltee: 2 TL Ringelblumenblüten mit 1 Tasse kochendem Wasser überbrühen, 10 Minuten ziehen lassen, abseihen; 2 bis 3 Tassen täglich trinken; stabilisiert die Menstruation.

Aromaöl: je 10 Tropfen Melissen- und Eukalyptusöl mischen und in den Unterleib einmassieren; lindert Krämpfe während der Menstruation.

Medikamente, die helfen

Synthetische Wirkstoffe
   → Hormonpräparate sind alle rezeptpflichtig
   → Ibuprofen (bei starken Regelschmerzen)
Pflanzliches Präparat
   → Mönchspfefferextrakt

Zusätzliche Maßnahmen

- Regelmäßig Entspannungsübungen durchführen
- Nachtkerzenöl zur Linderung der Regelbeschwerden nach Packungsbeilage einnehmen

Migräne

Mögliche Beschwerden

Meist halbseitig auftretender Kopfschmerz mit Übelkeit, Erbrechen, Augentränen, Licht- und Lärmempfindlichkeit, Seh- oder Sprachstörungen; oft vorausgehende Symptome („Aura") wie Augenflimmern, Gesichtsfeldeinengung, Schwindel, Hautkribbeln

Mögliche Ursachen

- Vererbte Anlage
- Übermäßiger Stress mit plötzlicher Ruhephase (Wochenende)
- Überempfindlichkeit auf Nahrungsmittel (z. B. Käse, Schokolade, Rotwein) und -zusatzstoffe
- Schlafmangel
- Wetterwechsel
- Hormonschwankungen (z. B. bei der Menstruation)

Wann Sie zum Arzt müssen

Bei erstmaligem Anfall; bei häufig auftretenden oder sehr starken Anfällen; wenn die üblichen Medikamente keine Besserung bringen

Das können Sie tun

Kälte: einen eisgekühlten, feuchten Lappen auf die Stirn legen.

Ruhe: sich in einen ruhigen, abgedunkelten und mäßig warmen Raum zurückziehen.

Aromaöl: einige Tropfen Pfefferminzöl in die Schläfen massieren.

Heiltee: 2 TL Kamillenblüten oder Pfefferminze mit 1 Tasse kochendem Wasser überbrühen, 10 Minuten ziehen lassen, abseihen; beruhigt den Magen.

Medikamente, die helfen

Synthetische Wirkstoffe

→ Migränemittel sind alle rezeptpflichtig

→ Azetylsalizylsäure

→ Ibuprofen

Pflanzliche Präparate

→ Pestwurzextrakt

→ Weidenrindenextrakt

Zusätzliche Maßnahme

■ Viel Bewegung an der Luft

Mundschleimhautentzündung

Mögliche Beschwerden

Rote, geschwollene Areale der Mundschleimhaut, Schmerzen beim Kauen oder Trinken, offene Geschwüre (Aphthen)

Mögliche Ursachen

■ Infektion mit Bakterien, Viren oder Pilzen

■ Mangelnde Mundhygiene

■ Schlecht sitzende oder scharfkantige Zahnprothesen und Brücken, die wunde Stellen im Mund verursachen

Wann Sie zum Arzt müssen

Wenn nach 3 Tagen keine Besserung eintritt; bei sehr starken Schmerzen; wenn sich die Entzündung weiter ausbreitet

Das können Sie tun

Mundspülung: 2 TL Kamillenblüten oder Salbeiblätter mit 1 Tasse kochendem Wasser überbrühen, 10 Minuten ziehen lassen, abseihen, abkühlen lassen; mehrmals täglich mit dem lauwarmen Sud den Mund spülen. Flüssigkeit anschließend ausspucken.

Mundspülung: 1 TL Eichenrinde mit 1 Tasse kaltem Wasser ansetzen, erhitzen, 10 bis 15 Minuten kochen lassen, abseihen; 3- bis 4-mal täglich mit dem lauwarmen Sud den Mund spülen, nicht schlucken.

Mundspülung: Myrrhe- und Blutwurztinktur zu gleichen Teilen mischen, 15 Tropfen davon in 1 Glas Wasser geben; mehrmals täglich den Mund damit spülen, nicht schlucken.

Tinktur: einige Tropfen Myrrhe- oder Tormentillwurzeltinktur mit einem Wattestäbchen auf die betroffenen Stellen tupfen; mehrmals täglich durchführen.

Medikamente, die helfen

Synthetische Wirkstoffe
- → Chlorhexidin (Gel)
- → Cholinsalicylat (Gel)

Pflanzliche Präparate
- → Kamillenblütenextrakt
- → Salbeiblätterextrakt
- → Ratanhiatinktur

Zusätzliche Maßnahme

- Zahnersatz und Brücken regelmäßig vom Zahnarzt kontrollieren lassen

Das schadet Ihnen

- Scharfe oder saure Speisen

Nebenhöhlenentzündung

Mögliche Beschwerden

Zu Beginn meist Schnupfen, verstopfte Nase, dann zunehmend Druckgefühl in der Stirn über den Augen (Stirnhöhle) oder ein- bzw. beidseitig im Wangen-Oberkiefer-Bereich (Kieferhöhlen) oder im Nasenwurzelbereich (Siebbeinzellen); zähes, oft grüngelbes Sekret, Klopfschmerz über der betroffenen Nebenhöhle, Kopfschmerzen

Mögliche Ursachen

- Meist Infektion mit Bakterien, die auf eine Virusinfektion (Schnupfen) folgt
- Abflussbehinderung der Nebenhöhlen, z. B. bei Nasenscheidewandverkrümmung

Wann Sie zum Arzt müssen

Wenn die Beschwerden nach 3 bis 4 Tagen nicht besser werden; bei starken Kopfschmerzen, Fieber und eitrigem Schleim

Das können Sie tun

Inhalation: 2 El Kamillenblüten in einer Schüssel mit 1/2 l kochendem Wasser übergießen, den Dampf einatmen (dabei Kopf und Schüssel mit einem Handtuch abdecken); 2- bis 3-mal täglich.

Heiltee: je 1 TL Königskerzenblüten und Primelwurzeln mit 1/4 l kochendem Wasser übergießen, 10 Minuten zugedeckt ziehen lassen, abseihen; 2 bis 3 Tassen täglich trinken; wirkt schleimlösend.

Flüssigkeit: viel trinken zur Verflüssigung des Schleims.

Medikamente, die helfen

Synthetische Wirkstoffe
- → Oxymetazolin (Nasenspray)
- → Antibiotika sind rezeptpflichtig

Pflanzliche Präparate
- → Kamillenextrakt (Inhalation)
- → Myrtolkapseln
- → Dragees mit Enzianwurzel, Schlüsselblume, Ampferkraut, Holunderblüten und Eisenkraut

Nervenschmerzen

Mögliche Beschwerden

Häufig plötzlich beginnender, zum Teil sehr starker Schmerz, meist örtlich begrenzt auf das Versorgungsgebiet des betroffenen Nervs (z. B. eine Gesichtshälfte bei der sogenannten Trigeminusneuralgie)

Mögliche Ursachen

- ■ Reizung (z. B. durch Druck von außen, Druck einer Bandscheibe auf eine Nervenwurzel) oder Schädigung eines Nervs
- ■ Infektion des Nervs

- Stoffwechselstörung, die zur Nervenentzündung führt
- Sehr häufig ist keine Ursache zu finden

Wann Sie zum Arzt müssen

Bei plötzlichen, sehr starken Schmerzen; wenn nach 3 Tagen keine Besserung eintritt; bei Taubheitsgefühl oder Kribbeln im betroffenen Bereich; bei Lähmungserscheinungen

Das können Sie tun

Umschläge: eine Mullkompresse in warmes Wasser tauchen, mit 2 bis 4 Tropfen eines der folgenden ätherischen Öle beträufeln und auf die betroffene Stelle legen: Cajeput, Geranium, Kamille, Lavendel, Rosmarin.

Medikamente, die helfen

Synthetische Wirkstoffe
→ B-Vitamin-Kombination
→ Azetylsalizylsäure
→ Ibuprofen
Pflanzliche Präparate
→ Cayennepfeffersalbe
→ Wärmepflaster (bei Ischiasschmerzen)

Zusätzliche Maßnahmen

- Täglich Bierhefe einnehmen (viele B-Vitamine für die Nerven)
- Betroffene Bereiche konsequent warm halten

Das schadet Ihnen

- Zugluft, Kälte

Nervosität

Mögliche Beschwerden

Unruhe, Zittrigkeit, Herzklopfen, -beklemmung, Schlaf-störungen (siehe Seite 126), Schwindelgefühl, Konzentra-tionsstörungen (siehe Seite 84), Aggressivität, Verdauungs-störungen, verstärktes Schwitzen, eventuell Angstgefühle

Mögliche Ursachen

- Psychische Belastungen
- Massiver Stress (besonders Leistungsdruck) mit zu wenigen oder zu kurzen Erholungspausen
- Schlafmangel
- Schilddrüsenüberfunktion

Wann Sie zum Arzt müssen

Bei länger anhaltenden Beschwerden zur Abklärung der Ursache

Das können Sie tun

Bad: 2 Hände voll Hopfenzapfen in 3 l kaltes Wasser geben, aufkochen, 20 Minuten ziehen lassen, ins Badewasser gie-ßen; für 10 Minuten darin baden, dann ins Bett legen.

Heiltee: 1 TL Melissenblätter mit 1 Tasse kochendem Was-ser übergießen, 10 Minuten ziehen lassen, abseihen; je nach Bedarf 3 bis 4 Tassen täglich trinken.

Heiltee: 2 TL zerkleinerte Baldrianwurzel mit 1/4 l kaltem Wasser übergießen, 10 Stunden ziehen lassen, abseihen, dann mäßig erwärmen; 3 Tassen täglich trinken.

Heiltee: je 1 TL Hopfenzapfen und Johanniskraut mit 1 Tasse kochendem Wasser übergießen, 10 Minuten ziehen lassen, abseihen; morgens und abends jeweils 1 Tasse trinken.

Aromaöle: je 3 Tropfen Neroli-, Lavendel- und Bergamotteöl in eine Duftlampe geben; wirkt beruhigend.

Medikamente, die helfen

Pflanzliche Präparate

→ Johanniskrautextrakt
→ Baldrianwurzelextrakt

Zusätzliche Maßnahme

- Regelmäßig Entspannungsübungen durchführen

Das schadet Ihnen

- Lange Arbeitsphasen ohne Urlaubszeiten dazwischen
- Eiweißreiche Mahlzeiten am Abend (können zu Schlafproblemen führen)

Neurodermitis

Mögliche Beschwerden

Entzündliche, gerötete, zum Teil großflächige Veränderungen der meist sehr trockenen Haut, chronisch oder in Schüben auftretend, meist Gesicht, Hals, Brust, Gelenkbeugen und Gesäß betroffen, quälender Juckreiz; aufgekratzte Hautstellen oft nässend

Mögliche Ursachen

Verschiedene Faktoren begünstigen (auf dem Boden einer vererbten Veranlagung) den Ausbruch der Erkrankung:

- Allergien, z. B. auf Tierhaare, Hausstaubmilbenkot etc.
- Starke klimatische Reize
- Psychische Belastungen
- Zigarettenrauch
- Chemische Substanzen in der Kleidung

Wann Sie zum Arzt müssen

Neurodermitis immer von einem Hautarzt oder Allergologen behandeln lassen

Das können Sie tun

Hautpflege: regelmäßig die trockenen Hautpartien mit Spezialcremes (enthalten Linolsäure oder Harnstoff) pflegen.
Heilöl: Nachtkerzenöl (aus Apotheke oder Reformhaus) regelmäßig nach Packungsbeilage einnehmen.
Bad: je 2 EL Sahne und Olivenöl mit 3 Tropfen Lavendel- oder Sandelholzöl mischen, in das Badewasser geben, 10 Minuten darin baden.
Packung: ein Baumwolltuch mit Molke tränken, auswringen, auf die betroffene Partie legen, mit einem trockenen Tuch abdecken; mehrmals täglich anwenden.

Medikamente, die helfen

Synthetische Wirkstoffe
  → Bufexamac (Creme)
  → Clioquinol (bei infizierter Haut)
Pflanzliche Präparate
  → Kamillenblütencreme
  → Harnstoffhaltige Creme
  → Nachtkerzensamenöl
  → Linolsäurehaltige Creme

Zusätzliche Maßnahmen

- Spezielle Ölbäder nehmen
- Auslöser meiden (falls bekannt)

Das schadet Ihnen

- Raue Kleidungsstoffe, Wolle
- Alkalische Waschsubstanzen, zu häufiges Baden oder Duschen

Ohrenschmerzen

Mögliche Beschwerden

Druckgefühl im Ohr, klopfende Schmerzen, Schwerhörigkeit, Ohrgeräusche, in schweren Fällen (Mittelohrentzündung) Fieber; nach einigen Tagen eventuell Entleerung von eitriger Flüssigkeit, Nachlassen der Schmerzen

Mögliche Ursachen

- Meist bakterielle Infektion des Mittelohrs nach vorausgegangenem Schnupfen oder Halsinfekt
- Zugluft, kalter Wind
- Wasser im Ohr (nach dem Schwimmen) oder Fremdkörper
- Seltener Infektion der Ohrspeicheldrüse (z.B. Mumps) mit Ausstrahlen der Schmerzen zum Ohr

Wann Sie zum Arzt müssen

Starke Ohrenschmerzen immer vom Arzt abklären lassen; wenn die Beschwerden nach 3 Tagen nicht abklingen; bei

Schwerhörigkeit oder Ohrgeräuschen; bei begleitendem Fieber

Das können Sie tun

Wärme: Ohren auf jeden Fall vor Kälte und Zugluft schützen.

Heiltee: 1 TL Mädesüßblüten und -blätter mit 1 Tasse kochendem Wasser übergießen, 10 Minuten zugedeckt ziehen lassen, dann abseihen; 2 bis 3 Tassen täglich trinken; wirkt schmerzlindernd.

Heilöl: je 5 Tropfen Teebaum- und Lavendelöl mit 1 TL Olivenöl mischen, ein Wattestäbchen hineintunken, vorsichtig in den Gehörgang einbringen; nicht bei einem Loch im Trommelfell anwenden!

Medikamente, die helfen

Synthetische Wirkstoffe

→ Cholinsalicylat (Ohrentropfen)

→ Tetryzolin (Nasentropfen zum Abschwellen der Ohrtrompete)

→ Antibiotische Ohrentropfen sind alle rezeptpflichtig

Zusätzliche Maßnahme

■ Rotlichtbestrahlung des Ohrs

||| **Tipp**

1 Zwiebel klein hacken, die Stückchen auf ein Leinentuch geben, zusammenfalten, auf das schmerzende Ohr legen, mit einer Mullbinde oder einem Schal festbinden; 2 Stunden lang wirken lassen.

Prämenstruelles Syndrom

Mögliche Beschwerden

Einige Tage vor Beginn der Regel Gereiztheit, Aggressivität, depressive Verstimmungen, Brustspannen, Wassereinlagerungen, Blähungen, Verstopfung, Kopf- und Rückenschmerzen, Hautveränderungen (Pickel), Kreislauf- und Schlafstörungen

Mögliche Ursachen

- Vermutlich Veränderungen im Hormon- und Mineralstoffhaushalt
- Starke psychische Belastungen

Wann Sie zum Arzt müssen

Bei starken Beschwerden, besonders bei psychischen

Das können Sie tun

Heilteekur: 2 TL Johanniskraut mit 1/4 l kaltem Wasser ansetzen, aufkochen lassen, 5 Minuten zugedeckt ziehen lassen, abseihen; mindestens 4 Wochen lang 2 bis 3 Tassen täglich trinken; lindert vor allem die psychischen Beschwerden.

Heiltee: je 25 g Birkenblätter, Schachtelhalm, Goldrute und Orthosiphonblätter mischen, 1 TL davon mit 1 Tasse kochendem Wasser übergießen, 10 Minuten zugedeckt ziehen lassen, abseihen; 1 Woche lang täglich 2 Tassen trinken; wirkt ausschwemmend.

Medikamente, die helfen

Synthetischer Wirkstoff

$\longrightarrow$ Vitamin B_6 (Pyridoxin)

Pflanzliche Präparate

$\longrightarrow$ Nachtkerzensamenöl

$\longrightarrow$ Borretschsamenöl

$\longrightarrow$ Johanniskrautextrakt

$\longrightarrow$ Traubensilberkerzenextrakt

$\longrightarrow$ Mönchspfefferextrakt

Zusätzliche Maßnahmen

- Viel Obst und Gemüse essen
- Viel Bewegung im Freien
- Entspannungsübungen (autogenes Training, Luna-Yoga)

Das schadet Ihnen

- Ballaststoffarme Kost
- Aufnahme von zu viel Kochsalz

Prellung

Mögliche Beschwerden

Zum Teil erhebliche Schmerzen, Schwellung der betroffenen Partie, Blauverfärbung, bei Gelenkbeteiligung möglicherweise auch Bewegungseinschränkung

Mögliche Ursache

Heftiger Schlag oder Stoß auf einen Muskel oder ein Gelenk, wobei es eventuell zu einer Blutung unter der Haut oder im Muskel kommt

Wann Sie zum Arzt müssen

Wenn nach 3 Tagen keine Besserung eingetreten ist; bei starker Bewegungseinschränkung des Gelenks; bei Übelkeit oder Bewusstlosigkeit nach Prellungen am Kopf (Gehirnerschütterung!)

Das können Sie tun

Kälte: die Stelle sofort mit Eiswürfeln kühlen, die in einen Waschhandschuh gefüllt sind, mit einer Kühlkompresse – Coldpack (Apotheke) – oder mit fließend kaltem Wasser; mindestens 15 Minuten lang.

Ruhe: betroffene Partie möglichst ruhig halten.

Tinktur: eine Mullkompresse mit Arnikatinktur tränken, auf die verletzte Stelle legen; wenn die Kompresse sich erwärmt hat, erneuern.

Umschlag: 1 EL essigsaure Tonerde (Apotheke) in 1 Glas kaltes Wasser rühren, eine Mullkompresse damit tränken, auf die Stelle legen, mit einer Mullbinde umwickeln; mehrmals täglich durchführen.

Heilöl: eine Mullkompresse mit Johanniskrautöl (Rotöl) tränken, auf die verletzte Stelle legen; Umschlag etwa alle 2 Stunden erneuern.

Heilöl: einige Tropfen ätherisches Kampferöl vorsichtig direkt auf der verletzten Stelle verreiben; mehrmals täglich.

Salbenverband: die betroffene Partie mit Ringelblumensalbe bestreichen, mit einer Mullbinde umwickeln; 2-mal täglich anwenden.

Medikamente, die helfen
Synthetischer Wirkstoff
→ Hydroxyethylsalicylat (Gel, Salbe)
Pflanzliche Präparate
→ Arnikatinktur (für Umschläge)
→ Johanniskrautöl
→ Beinwellextrakt (Umschlagpaste, Salbe)
→ Aescindragees

Prostatavergrößerung

Mögliche Beschwerden
Verstärkter Harndrang bei abnehmendem Urinstrahl, Nachtröpfeln nach dem Wasserlassen, nächtlicher Harndrang; im späten Stadium Dauertröpfeln und eventuell Harnverhalt (Urin kann nicht mehr spontan gelassen werden)

Mögliche Ursachen
- Hormonelle Veränderungen bei zunehmendem Alter (gutartige Prostatavergrößerung, BPH)
- (Meist bakterielle) Entzündung der Prostata
- Prostatakrebs

Wann Sie zum Arzt müssen
Bei erstmaligem Auftreten der Beschwerden zur Abklärung der Ursache; bei plötzlichem Harnverhalt; bei Schmerzen beim Wasserlassen; die im Folgenden genannten Anwendungen dienen alle nur der unterstützenden Behandlung.

Das können Sie tun

Vorsorge: ab dem 45. Lebensjahr regelmäßig zur Krebsvorsorge beim Urologen gehen.

Heiltee: 2 TL getrocknete Queckenwurzel mit 1/4 l kaltem Wasser ansetzen, zum Kochen bringen; 2 bis 3 Tassen täglich (nicht abends) trinken; zur Entwässerung bei leichter Prostatavergrößerung.

Heiltee: 2 TL Weidenröschen mit 1 Tasse kochendem Wasser übergießen, 10 Minuten zugedeckt ziehen lassen; 2 Wochen (nicht länger!) täglich morgens 1 Tasse trinken.

Medikamente, die helfen

Synthetische Wirkstoffe
- → Beta-Sitosterin
- → Andere prostatawirksame Substanzen sind alle rezeptpflichtig

Pflanzliche Präparate
- → Brennnesselwurzelextrakt
- → Roggenpollenextrakt
- → Sägepalmenfrüchteextrakt
- → Kürbissamenextrakt

Zusätzliche Maßnahmen

- ■ Täglich 1 Hand voll Kürbiskerne knabbern
- ■ Täglich Salat essen, der mit Kürbiskernöl angemacht ist

Das schadet Ihnen

- ■ Langes Sitzen
- ■ Anhaltende Verstopfung
- ■ Übermäßiger Alkoholkonsum

Reisekrankheit

Mögliche Beschwerden

Unwohlsein, Übelkeit bis zum Erbrechen, Müdigkeit, Schweißausbrüche, Kreislaufbeschwerden, Schwindel, Angstgefühle, Herzklopfen

Mögliche Ursachen

■ Gleichgewichtsstörung im Innenohr besonders bei Auto-, Flug- oder Schiffsreisen (Augen nehmen relative Ruhe wahr, während das Gleichgewichtsorgan Bewegung und Turbulenzen registriert, daraufhin werden Stresshormone ausgeschüttet)
■ Aufregung, „Reisefieber"

Wann Sie zum Arzt müssen

Bei heftigem Erbrechen mit Kreislaufproblemen; wenn ein rezeptpflichtiges Medikament auf der Reise eingenommen werden soll

Das können Sie tun

Ingwer: bei beginnender Reisekrankheit einige Stückchen frischen Ingwer kauen (Vorsicht, sehr scharf!).

Aromaöl: einige Tropfen Lemongrass-, Neroli- oder Pfefferminzöl auf ein Taschentuch geben, unter die Nase halten, tief einatmen.

Heiltee: 6 TL Pfefferminzblätter mit 3 Tassen kochendem Wasser übergießen, 10 Minuten zugedeckt ziehen lassen, abseihen, in eine Thermoskanne füllen; über den Tag verteilt trinken.

Medikamente, die helfen
Synthetische Wirkstoffe
→ Diphenhydramin
→ Dimenhydrinat
Pflanzliches Präparat
→ Ingwerwurzelextrakt

Zusätzliche Maßnahmen
- Häufiger Pausen einlegen
- Ruhigen Punkt in der Ferne fixieren

Reizdarm

Mögliche Beschwerden
Völlegefühl, Bauchschmerzen und Bauchkrämpfe, Blähungen, Durchfall und Verstopfung oft im Wechsel

Mögliche Ursache
Starke psychische Belastungen (Dauerstress, Ärger, Trauer, Überforderung etc.)

Wann Sie zum Arzt müssen
Bei länger anhaltenden Beschwerden; bei dunkel gefärbtem Stuhl („Teerstuhl"); bei plötzlich auftretenden oder sehr starken Schmerzen

Das können Sie tun
Wärme: ein Kirschkernsäckchen im Backofen auf 120 °C erhitzen, auf den Bauch legen; wirkt blähungstreibend und krampflösend.

Heiltee: 1 TL zerquetschte Fenchelsamen mit 1/4 l kochendem Wasser übergießen, 5 Minuten ziehen lassen, abseihen; 2 bis 3 Tassen täglich trinken.

Saftkur: morgens 1 kleines Glas Sauerkrautsaft trinken; einige Wochen lang durchführen; reguliert die Darmtätigkeit.

Milchzucker: morgens und abends je 1 EL Milchzucker in Speisen (z. B. Joghurt, Müsli) oder Getränke (Obstsäfte) gemischt einnehmen.

Medikamente, die helfen

Pflanzliche Präparate

→ Melissenblätterextrakt

→ Minzöl

→ Tausendgüldenkrauturtinktur

→ Fenchelfrüchteextrakt

→ Lebensfähige Hefezellen (Saccharomyces boulardii)

Zusätzliche Maßnahmen

■ Ballaststoffreiche und milchsaure Produkte essen (z. B. Kefir)

■ Ausreichend Flüssigkeit aufnehmen (bei Neigung zu Verstopfung)

Das schadet Ihnen

■ Koffein

■ Alkohol

■ Blähende Gemüsearten

■ Zuckerhaltige Speisen und Getränke

Rheumatische Erkrankungen

Mögliche Beschwerden

Chronische oder in Schüben auftretende Schmerzen je nach Erkrankung (siehe Kasten Seite 122) in oder an Gelenken, Muskeln, Sehnen oder Sehnenscheiden; Schmerzen ziehend, reißend oder stechend; mehr oder weniger starke Bewegungseinschränkungen und verschiedenste Begleitsymptome je nach Art der Erkrankung

Mögliche Ursachen

- Infektion mit Bakterien oder Viren
- Autoimmunerkrankung (das Immunsystem richtet sich gegen körpereigene Bestandteile)
- Abnutzungserscheinungen
- Stoffwechselstörungen (Gicht)
- Kompression (Druck, Einengung) von Nerven oder Sehnen

Wann Sie zum Arzt müssen

Länger anhaltende Schmerzen in den Gelenken und umgebenden Weichteilen oder Bewegungseinschränkungen immer vom Arzt abklären lassen; bei akuter Entzündung eines Gelenks; bei zusätzlich auftretendem Fieber

Das können Sie tun

Kälte: einige Eiswürfel in einen Waschhandschuh füllen, auf die schmerzende Stelle legen oder eine Kühlkompresse – Coldpack (Apotheke) – auflegen; bei akuten entzündlichen Schüben, z. B. mit Schwellung.

Wärme: Moor-Fango-Packung (Apotheke) im Backofen erwärmen und für 20 Minuten auf die betroffene Stelle legen; bei nicht entzündlichen Schmerzen.

Aromaöl: 5 Tropfen Pfefferminz- oder Eukalyptusöl sanft in die schmerzende Körperpartie einmassieren.

Heiltee: 1 TL Teufelskrallenwurzel mit 1/2 l kochendem Wasser übergießen, über Nacht stehen lassen, abseihen; vor den Mahlzeiten 1 Tasse kalt trinken.

Bad: 100 g klein geschnittenes Haferstroh mit 3 l Wasser 20 Minuten kochen, abseihen, den Sud ins Badewasser geben; 15 Minuten baden, dann ruhen.

Bad: 50 g klein geschnittene Rosmarinblätter in 1 l kaltes Wasser geben, aufkochen, ca. 30 Minuten ziehen lassen, abseihen, den Sud ins Badewasser geben; 15 Minuten darin baden; nicht bei Schwangerschaft, Bluthochdruck oder Nierenerkrankungen anwenden!

Medikamente, die helfen

Synthetische Wirkstoffe
- → Ibuprofen
- → Piroxicam (Salbe)

Pflanzliche Präparate
- → Arnikatinktur (Einreibung)
- → Brennnesselextrakt
- → Cayennepfefferpflaster, -salbe
- → Weidenrindenextrakt

Zusätzliche Maßnahmen
- Leichten Ausdauersport treiben (Schwimmen, Radfahren)
- Mit Vollwertkost ernähren

||| **Erkrankungen des rheumatischen Formenkreises**

„Rheumatische Erkrankungen" ist ein Oberbegriff für eine Vielzahl von verschiedenen Krankheiten mit unterschiedlichen Ursachen. Sie betreffen aber alle das Stütz- und Bindegewebe des Bewegungsapparats häufig mit Beteiligung des Bindegewebes innerer Organe. Im Folgenden sind einige Erkrankungen aufgelistet, die zum rheumatischen Formenkreis zählen:

Gelenkerkrankungen
- Rheumatisches Fieber
- Durch Viren bedingte Gelenkentzündung
- Chronische Polyarthritis
- Gelenkentzündung bei Schuppenflechte
- Bechterewsche Krankheit
- Gelenkentzündung bei Gicht
- Arthrosen der körperfernen Gelenke, z.B. am Finger

Innere Erkrankungen des Muskel-Skelett-Systems
- Angeborene Erkrankungen, z.B. Marfan-Syndrom
- Systemischer Lupus erythematodes, Sjögren-Syndrom

Erkrankungen der Wirbelsäule
- Durch Infektionen oder Abnutzung der Wirbelkörper

Erkrankungen der Weichteile
- Verschiedene Formen der Muskelentzündung
- Erkrankungen der Schleimbeutel, Sehnen und Sehnenscheiden
- Kompressionssyndrome, z.B. Karpaltunnelsyndrom

Erkrankungen des Knochens und des Knorpels

Rückenschmerzen

Mögliche Beschwerden

Chronische oder akute Schmerzen im Bereich der Hals-, Brust- oder Lendenwirbelsäule oder im gesamten Rücken; Ausstrahlen der Schmerzen in Nacken, Schultern, Arme oder Beine möglich

Mögliche Ursachen

- Meist Verspannungen der Muskulatur, z. B. durch zu langes oder falsches Sitzen
- Überlastungsschäden durch schwere körperliche Arbeit
- Bandscheibenschäden
- Nervenwurzelreizungen (siehe „Ischiasschmerzen", Seite 81)
- Hexenschuss (siehe Seite 76)
- Rheumatische Erkrankungen (siehe Seite 120)

Wann Sie zum Arzt müssen

Bei länger anhaltenden Beschwerden; bei sehr starken Schmerzen; bei Taubheitsgefühl oder Sensibilitätsstörungen u. Ä.

Das können Sie tun

Bad: 1 EL Honig mit 6 Tropfen Lavendel-, 4 Tropfen Cajeput- und je 2 Tropfen Ingwer- und Wacholderöl verrühren, ins heiße Badewasser geben; 15 Minuten darin baden.

Wärme: schmerzende Rückenpartie mit Rotlicht bestrahlen.

Auflage: je 1 Hand voll Arnika, Rosmarin und Thymian mit 1 l kochendem Wasser übergießen, auf der warmen Kochstelle 15 Minuten zugedeckt ziehen lassen, ein Leinentuch mit dem Sud tränken, auf die schmerzende Stelle legen, ein trockenes Tuch darüberlegen; 15 Minuten einwirken lassen.

Medikamente, die helfen

Synthetische Wirkstoffe

→ Ibuprofen

→ Piroxicam (Salbe)

Pflanzliche Präparate

→ Salbe mit Rosmarin-, Kiefernnadelöl und Kampfer

→ Cayennepfefferpflaster, -salbe

Zusätzliche Maßnahmen

- Rückenmuskulatur stärken
- Rücken beim Sitzen gerade halten, dazu Keilkissen unter das Gesäß legen
- Gute Matratze zulegen

Das schadet Ihnen

- Übergewicht
- Bewegungsmangel

Scheidenentzündung

Mögliche Beschwerden

Brennen, quälender Juckreiz in der Scheide und an den Schamlippen, verstärkter weißlicher oder gelblich grüner, eventuell stark riechender Ausfluss, Rötung der Scheide, Schmerzen beim Geschlechtsverkehr

Mögliche Ursachen

- Meist Infektion mit Pilzen (häufig nach Antibiotikatherapie)
- Bakterielle Infektion durch verschleppte Keime aus dem Darm
- Infektionen durch sogenannte Trichomonaden oder Chlamydien

Wann Sie zum Arzt müssen

Bei erstmaligem Auftreten der Infektion; bei sehr häufig auftretenden Infektionen; bei bräunlichem oder blutigem Ausfluss (außerhalb der Menstruation)

Das können Sie tun

Sitzbad: 10 Tropfen Teebaumöl in eine mit warmem Wasser gefüllte Sitzbadewanne einrühren, 10 Minuten hineinsetzen, anschließend gut trocken tupfen.

Sitzbad: 5 EL Essig (z. B. Apfelessig) in eine mit nicht zu heißem Wasser gefüllte Sitzbadewanne einrühren; 10 Minuten hineinsetzen, anschließend gut trocken tupfen.

Tampon: 1 Tampon in Joghurt tränken, in die Scheide einführen; alle 4 Stunden wechseln; bei leichten Infektionen.

Medikamente, die helfen

Synthetische Wirkstoffe

→ Clotrimazol (Vaginalsalbe)

→ Nystatin (Genitalcreme)

→ Policresulen (Vaginalkugeln zum Einführen)

Pflanzliches Präparat

→ Milchsäurebakterien-Vaginaltabletten (zum Wiederaufbau der natürlichen Scheidenflora)

Zusätzliche Maßnahmen
- Unterwäsche aus kochbaren Materialien tragen
- Genitalbereich nur mit klarem Wasser waschen

Das schadet Ihnen
- Übertriebene Intimhygiene, Intimsprays und alkalische oder parfümierte Waschsubstanzen
- Unterwäsche aus Synthetikmaterialien
- Parfümierte Slipeinlagen

Schlafstörungen

Mögliche Beschwerden
Probleme mit dem Ein-, Durch- oder Ausschlafen, morgens dann starke Müdigkeit, Erschöpfung, Nervosität

Mögliche Ursachen
- Psychische Belastungen und zu viel Stress
- Organisch, z. B. Herzerkrankungen, Bluthochdruck, Schmerzen, Prostatavergrößerung
- Medikamente
- Koffein- und Alkoholkonsum
- Schichtarbeit, Jetlag

Wann Sie zum Arzt müssen
Bei länger anhaltenden Beschwerden zur Abklärung der Ursache

Das können Sie tun
Bad: 1 EL Honig mit 6 Tropfen Lavendelöl mischen, ins Badewasser geben; 15 Minuten darin baden, dann ins Bett gehen.

Aromaöl: einige Tropfen Kamillen-, Melissen- oder Sandel-holzöl in eine Duftlampe geben; neben das Bett stellen; beruhigt.

Heiltee: 2 TL Baldrianwurzel mit 1/4 l kochendem Wasser übergießen, 12 Minuten ziehen lassen, abseihen; 2 Tassen täglich, die 2. Tasse 1 Stunde vor dem Schlafengehen.

Kissen: einige Hopfenzapfen in ein kleines Kissen einnähen, nachts unters Kopfkissen legen.

Medikamente, die helfen

Synthetische Wirkstoffe
- → Diphenhydramin
- → Doxylamin

Pflanzliche Präparate
- → Baldrianwurzelextrakt (auch mit Hopfenzapfenextrakt)
- → Melissenkrautpresssaft

Zusätzliche Maßnahmen

- Schlafzimmer nicht zu warm halten, gut lüften
- Immer zur gleichen Zeit ins Bett gehen und auch aufstehen

Das schadet Ihnen

- Eiweißreiche Kost am Abend
- Alkohol, Zigaretten und Koffeinhaltiges vor dem Schlafen

 Tipp
Den Punkt in der Fersenmitte (ca. 1 cm vom hinteren Fer-senrand entfernt) für 1 Minute mit dem Zeigefinger sanft massieren. Den Punkt an der anderen Ferse auch behandeln.

Schnupfen

Mögliche Beschwerden

Zu Beginn laufende Nase, später verstopfte Nase, Niesen, durch häufiges Schnäuzen wunde Nasenflügel und eventuell gelegentlich Nasenbluten; oft Beginn eines grippalen Infekts (siehe dazu Seite 60)

Mögliche Ursachen

- Virusinfektion der Nasenschleimhäute
- Allergie (siehe dazu „Heuschnupfen", Seite 75)
- Fremdkörper in der Nase (bei Kindern)

Wann Sie zum Arzt müssen

Nur bei zusätzlich auftretendem hohen Fieber, starken Kopfschmerzen oder schwerem Krankheitsgefühl

Das können Sie tun

Aromaöl: 2 Tropfen Teebaumöl auf ein Tuch geben, unter die Nase halten, das Aroma 5 Minuten lang tief einatmen; mehrmals täglich; oder mit Teebaumöl inhalieren (Anwendung siehe Kasten Seite 129; statt Kamille mit 10 Tropfen Teebaumöl auf 1/2 l Wasser).

Nasentropfen: 0,9 g Kochsalz in 100 ml Wasser auflösen, in eine Pipettenflasche füllen; mehrmals täglich in beide Nasenlöcher tropfen; löst Krusten in der Nase.

Medikamente, die helfen

Synthetische Wirkstoffe

→ Tetryzolin (Nasenspray)
→ Xylometazolin (Nasenspray)
→ Oxymetazolin (Nasenspray)

Pflanzliche Präparate
- → Meerwassernasenspray
- → Kamillenöl (Nasentropfen)
- → Emser-Salz-Nasensalbe
- → Levomenthol-Kampfer-Lösung als Inhalierstift
- → Myrtolkapseln

Zusätzliche Maßnahmen
- Entzündete Nasenflügel mit Ringelblumensalbe oder panthenolhaltiger Salbe eincremen
- Luftbefeuchter oder nasse Handtücher auf der Heizung

||| **Kamille gegen den Schnupfen**
2 EL Kamillenblüten in einer Schüssel mit 1/2 l kochendem Wasser übergießen; den Dampf tief einatmen (dabei Kopf und Schüssel mit einem Handtuch abdecken).

Schuppenflechte

Mögliche Beschwerden
Scharf begrenzte, gerötete Herde auf der Hautoberfläche, die mit silbrig weißen Schuppen bedeckt sind und chronisch oder in Schüben auftreten; Herde entweder punktförmig, tropfenförmig, rund oder ringförmig, vorwiegend an Ellenbogen, Knien, in der Kreuzbeingegend und am behaarten Kopf; Befall der Nägel (weiße Tüpfel, gelbe Verfärbungen) möglich

Mögliche Ursachen

Die Hornzellenbildung in der Oberhaut ist 10-fach gesteigert, die Zellen werden nach wenigen Tagen (statt einem Monat) an der Hautoberfläche abgestoßen. Die Ursache ist noch unbekannt. Folgende Faktoren können, bei vererbter Anlage, Auslöser sein:

- Stress, psychische Belastungen
- Infektionskrankheiten
- Medikamente, z. B. Mittel gegen Bluthochdruck und Malaria
- Schwangerschaft

Wann Sie zum Arzt müssen

Bei erstmals auftretenden Herden, die länger anhalten, zur Abklärung der Diagnose und zur entsprechenden Behandlung

Das können Sie tun

Bad: Salz aus dem Toten Meer (Apotheke, Reformhaus) nach Packungsanleitung ins Badewasser geben; löst Schuppen ab.

Bad: einige EL Soja-, Erdnuss- oder Mandelöl ins Badewasser geben; 10 bis 15 Minuten baden.

Heiltee: abends 1 EL Sarsaparillenwurzel mit 1 l kaltem Wasser übergießen, morgens 20 Minuten kochen lassen, abseihen; 1/2 l gleich trinken, den Rest kalt am Abend; 3 Wochen lang anwenden.

Medikamente, die helfen

Synthetische Wirkstoffe

→ Harnstoff (Creme, Salbe)

→ Salizylsäure (Salbe, Lösung)

Pflanzliche Präparate
→ Sojabohnenöl (Bad)
→ Mahonia-aquifolium-Urtinkturhaltige Salbe

Zusätzliche Maßnahmen
- So oft wie möglich kurze Sonnenbäder nehmen
- Kuraufenthalt am Toten Meer und Badeurlaub am Meer
- Regelmäßige Hautpflege

Sehnenscheidenentzündung

Mögliche Beschwerden
Zu Beginn Schmerzen im Bereich einer Sehne (häufig am Unterarm) nach starker Belastung; später Schmerzen bei bestimmten Bewegungsabläufen, aber auch nachts; in schweren Fällen chronische Schmerzen, eventuell mit Schwellung einhergehend

Mögliche Ursachen
Entzündungsreaktion der eine Sehne umgebenden bindegewebigen Hülle, meist durch:
- Überanstrengung, z. B. durch einseitige Dauerbelastung (langes Schreiben, Tippen, Stricken)
- Falsche Bewegungsabläufe, besonders bei Sportarten, bei denen ein Schläger gehalten wird
- Stoffwechselstörungen
- Durchblutungsstörungen

Wann Sie zum Arzt müssen
Bei lang dauernden oder wiederholt auftretenden Beschwerden

Das können Sie tun

Kälte: einige Eiswürfel in einen Waschhandschuh füllen, die betreffende Stelle damit 15 Minuten lang kühlen; vor und nach der Belastung anwenden.

Ruhigstellung: das betroffene Körperteil möglichst ruhig halten und Belastungen vermeiden; ist zum Teil einige Wochen lang nötig.

Fango: Moor-Fango-Packung (Apotheke) im Backofen erwärmen und für 20 Minuten auf die betroffene Körperpartie legen; nicht im akuten Stadium, sondern nur bei chronischer Entzündung anwenden.

Medikamente, die helfen

Synthetische Wirkstoffe
→ Hydroxyethylsalicylat (Salbe)
→ Ibuprofen (Tabletten und Salbe)
→ Piroxicam (Creme)

Pflanzliche Präparate
→ Arnikatinktur
→ Fichtennadelöl-Levomenthol-Lösung

Zusätzliche Maßnahmen

- Sportpause einlegen, bis die Entzündung ausgeheilt ist
- Anschließend langsam wieder mit dem Training anfangen

Das schadet Ihnen

- Sport treiben ohne vorheriges Aufwärmen

Sodbrennen

Mögliche Beschwerden
Brennen hinter dem Brustbein, die Speiseröhre hinauf bis zum Rachen, vor allem nach dem Essen, häufig mit saurem Aufstoßen, Völlegefühl und Magenschmerzen

Mögliche Ursachen
Rückfluss des sauren Magensafts in die Speiseröhre durch:
- Zu üppige Mahlzeiten
- Magensäureüberproduktion
- Schwäche des unteren Speiseröhrenschließrings
- Zwerchfellbruch
- Schwangerschaft

Wann Sie zum Arzt müssen
Bei länger anhaltenden Beschwerden; bei sehr starken Schmerzen; bei Erbrechen von Blut

Das können Sie tun
Heiltee: 2 TL geschrotete Leinsamen in 1/2 l Wasser 8 Stunden quellen lassen, abseihen; Flüssigkeit vor den Mahlzeiten trinken.

Heiltee: 1 TL Eibischwurzel mit 1 Tasse kaltem Wasser übergießen, 8 Stunden stehen lassen, abseihen; 3 Tassen täglich trinken.

Heiltee: 2 TL Kamillenblüten mit 1 Tasse heißem Wasser übergießen, 10 Minuten ziehen lassen, abseihen; warm und ungesüßt auf nüchternen Magen trinken.

Medikamente, die helfen

Synthetische Wirkstoffe

$\longrightarrow$ Säurebinder (Aluminium-, Magnesiumhydroxid)

$\longrightarrow$ Hydrotalcit

Pflanzliche Präparate

$\longrightarrow$ Kartoffelpresssaft

$\longrightarrow$ Basenpulver

Zusätzliche Maßnahmen

- Mit erhöhtem Oberkörper schlafen (bei nächtlichem Sodbrennen)
- Auf Kaffee verzichten
- 5 Mahlzeiten pro Tag einnehmen anstatt 3 große

Sonnenbrand

Mögliche Beschwerden

Rote, gespannte, sehr heiße Haut, in schweren Fällen Bläschen- oder Blasenbildung, leichtes Fieber und Übelkeit möglich; Schmerzen werden nach einigen Stunden meist intensiver

Mögliche Ursachen

- Entzündungsreaktion der Haut durch zu intensive, direkte Sonneneinstrahlung (auch durch ein Solarium)
- Indirekte Sonneneinstrahlung (Reflexion) in den Bergen bei bewölktem Himmel, bei Schnee oder am Wasser

Wann Sie zum Arzt müssen

Bei großflächigen Verbrennungen mit Blasenbildung; bei Fieber, Kreislaufproblemen und Übelkeit (Sonnenstich!)

Das können Sie tun

Auflage: je nach Größe der verbrannten Hautfläche etwas gekühlten Quark oder kalten Joghurt mit Buttermilch zu einem dünnen Brei mischen, ein Leinentuch damit bestreichen, auf die betroffenen Stellen legen; 20 bis 30 Minuten lang einwirken lassen; wenn die Auflage warm geworden ist, erneuern.

Auflage: eine Mullkompresse mit Johanniskraut (Rotöl) tränken, die betroffene Hautpartie damit abtupfen; alle 2 Stunden anwenden.

Heiltee: 1 TL Silberweidenrinde in 1/4 l kaltem Wasser ansetzen, zum Kochen bringen, vom Herd nehmen, 5 Minuten ziehen lassen, abseihen.

Flüssigkeit: viel trinken (Mineralwasser, Tees), denn durch den Sonnenbrand verliert die Haut viel Feuchtigkeit.

Medikamente, die helfen

Synthetische Wirkstoffe
→ Azetylsalizylsäure (nicht für Kinder!)
→ Bamipin (Gel)
Pflanzliche Präparate
→ Kamillenblütenextrakt (Puder)
→ Kamillen- und Arnikablütenextrakt (Salbe)
→ Hamamelisextrakt, -salbe

Zusätzliche Maßnahme

→ Vitamin C und E (als Brausetablette) einnehmen

Das schadet Ihnen

■ Hitze- oder Sonneneinwirkung, Anstrengung

Übelkeit und Erbrechen

Mögliche Beschwerden

Unwohlsein, Brechreiz; nach Erbrechen Brennen im Rachen, Magenschmerzen, -krämpfe, eventuell Kreislaufschwäche, Schweißausbrüche, Fieber

Mögliche Ursachen

- Lebensmittelunverträglichkeit, -vergiftung
- Übermäßiger Alkoholkonsum
- Entzündung oder Geschwür im Magen-Darm-Trakt
- Migräne (siehe dazu Seite 101)
- Medikamente
- Reisekrankheit (siehe dazu Seite 117)
- Schwangerschaft
- Vergiftung (siehe Seite 195)

Wann Sie zum Arzt müssen

Wenn nach 1 Tag keine Besserung eintritt; bei Verdacht auf Vergiftung (Notarzt!) oder Lebensmittelvergiftung (Fisch, Fleisch); bei Kreislaufproblemen; bei Bluterbrechen

Das können Sie tun

Heiltee: 2 TL Kamillenblüten oder Pfefferminze mit 1 Tasse kochendem Wasser überbrühen, 10 Minuten zugedeckt ziehen lassen, abseihen; beruhigt den Magen.

Flüssigkeit: möglichst nur Zwieback und Salzstangen essen und viel trinken (Kräutertees, stilles Mineralwasser).

Heiltee: 2 TL Melissenblätter mit 1 Tasse kochendem Wasser übergießen, 10 Minuten ziehen lassen, abseihen; mehrere Tassen täglich schluckweise trinken.

Elektrolyte: 1 TL Kochsalz und 10 TL Traubenzucker in 1 Glas Orangensaft rühren, mit 1 l Wasser mischen; so oft wie möglich davon trinken; gleicht den Zucker- und Mineralstoffhaushalt wieder aus.

Wärme: ein im Ofen auf 120 °C erhitztes Kirschkernsäckchen auf den Bauch legen; lindert Magenkrämpfe.

Suppe: 2 EL Haferflocken mit 1/4 l kaltem Wasser zum Kochen bringen, 1 Eigelb einrühren, leicht salzen; als Aufbaukost.

Medikamente, die helfen
Synthetische Wirkstoffe
- → Dimenhydrinat
- → Diphenhydramin
- → Glukose-Elektrolyt-Mischung

Pflanzliches Präparat
- → Ingwerwurzelextrakt

Verstopfung

Mögliche Beschwerden
Darmentleerung bleibt länger als 5 Tage aus, Stuhlentleerung eventuell sehr schmerzhaft, Stuhl hart und trocken, Gefühl der unvollständigen Darmentleerung, in schweren Fällen (Unter-) Bauchschmerzen, starkes Völlegefühl im Unterbauch und starkes Blähungsgefühl

Mögliche Ursachen
- ■ Zu fette und ballaststoffarme Ernährung
- ■ Zu geringe Flüssigkeitsaufnahme

- Übergewicht
- Bewegungsmangel (dauernde sitzende Tätigkeit)
- Missbrauch von Abführmitteln (macht den Darm immer träger)
- Psychische Probleme
- Fremde, ungewohnte Kost auf Reisen
- Medikamente
- Organische Ursachen (Divertikel, Darmtumor)

Wann Sie zum Arzt müssen

Wenn nach 2 Wochen keine wesentliche Besserung erfolgt ist; bei akut auftretenden sehr starken Schmerzen; bei kolik-artigen Schmerzen, Erbrechen und Kreislaufbeschwerden (Notarzt!)

Das können Sie tun

Sauerkraut: rohes Sauerkraut oder Sauerkrautsaft (Reform-haus) morgens (möglichst nüchtern) zu sich nehmen; re-guliert die Darmtätigkeit.

Milchzucker: morgens und abends je 1 EL Milchzucker in Speisen (z. B. Joghurt, Müsli) oder Getränke (Obstsäfte) gemischt einnehmen.

Leinsamen: 3 EL geschrotete Leinsamen mit etwas Milch oder Wasser übergießen, 30 Minuten quellen lassen; 2 Wochen lang 3-mal täglich vor den Mahlzeiten essen; dann 1 EL Leinsamen täglich in Joghurt oder Müsli streuen.

Trockenobst: am Abend 3 bis 5 getrocknete Feigen oder Pflaumen in lauwarmes Wasser legen, morgens nüchtern die Früchte essen und das Wasser trinken.

Heiltee: 1 TL Faulbaumrinde mit 1 Tasse kaltem Wasser übergießen, 12 Stunden stehen lassen, dabei mehrmals umrühren, abseihen; abends 1 Tasse aufgewärmt trinken; nicht zur Daueranwendung geeignet.

Heiltee: 1 TL Holunderbeeren mit 1 Tasse kaltem Wasser übergießen, über Nacht stehen lassen, morgens aufkochen, abkühlen lassen, abseihen; morgens und abends je 1 Tasse trinken.

Heiltee: 1/2 TL Rhabarberwurzel (Medizinalrhabarber) mit 1 Tasse kochendem Wasser übergießen, 15 Minuten ziehen lassen, abseihen; 8 bis 12 Stunden nach dem Trinken des Tees tritt die Wirkung ein; nicht zur Daueranwendung geeignet.

Heiltee: 2 TL Schlehdornblüten mit 1 Tasse kaltem Wasser übergießen, aufkochen, abseihen; morgens und abends je 1 Tasse trinken; nicht zur Daueranwendung geeignet.

Medikamente, die helfen

Synthetische Wirkstoffe
- → Bisacodyl (maximal 2 Wochen lang einnehmen)
- → Glyzerol (Zäpfchen, Klistier)
- → Natriumpicosulfat (maximal 2 Wochen lang einnehmen)

Pflanzliche Präparate
- → Sennesfrüchteextrakt, Sennesblättertee (maximal 2 Wochen lang einnehmen)
- → Aloeextrakt (maximal 2 Wochen lang einnehmen)
- → Laktulosesirup
- → Aloezäpfchen
- → Indischer-Flohsamen-Granulat (maximal 2 Wochen lang einnehmen)

Zusätzliche Maßnahmen

- Täglich 1 Glas Buttermilch, Diätkurmolke oder Kefir trinken oder 1 Becher Joghurt essen
- Ernährung auf ballaststoffreiche Kost (Obst, Gemüse, Vollkornprodukte) umstellen
- Täglich mindestens 2 l Flüssigkeit aufnehmen (Mineralwasser, Kräutertees, Säfte)
- Regelmäßig Sport treiben und die Bauchmuskulatur kräftigen (regt die Darmtätigkeit an)

Das schadet Ihnen

- Zu viel schwarzer Tee (stopft)
- Zu viel Süßigkeiten, besonders Schokolade
- Regelmäßiger Abführmittelgebrauch (nur für den Notfall!)

||| **Tipp**

Auf den Rücken legen, dabei den Bauch mit einer Hand mit sanften, kreisenden Streichbewegungen im Uhrzeigersinn massieren; regt die Darmmuskulatur und damit die Darmbewegungen an.

Wechseljahresbeschwerden

Mögliche Beschwerden

Zu Beginn Unregelmäßigkeiten, später Ausbleiben der Menstruation, Hitzewallungen, Schweißausbrüche, Herzklopfen, Kopfschmerzen, Schlafstörungen, Reizbarkeit, depressive Verstimmungen, Nervosität, Angstzustände, trockene, juckende Haut und Schleimhäute (besonders der Scheide), sexuelle Unlust, Gelenkschmerzen, Gewichtszunahme, Blasenschwäche, Haarausfall

Mögliche Ursachen

- Umstellung des Hormonhaushalts (Produktion von Progesteron und Östrogen wird immer mehr gedrosselt)
- Verstärkung der Beschwerden oft durch psychische Probleme (Änderung der äußeren Lebensumstände, z. B. wenn die Kinder ausziehen)

Wann Sie zum Arzt müssen

Wenn Hausmittel nicht helfen; wenn die Beschwerden zu stark werden; bei erheblichen psychischen Symptomen (starke depressive Verstimmungen)

Das können Sie tun

Bad: 6 bis 8 Tropfen Melissen-, Bergamotte-, Lavendel- oder Zypressenöl mit etwas Sahne mischen, in ca. 38 °C warmes Badewasser geben; nicht länger als 15 Minuten darin baden, anschließend schlafen gehen; lindert Hitzewallungen und nächtliches Schwitzen.

Heilteekur: Salbeiblätter, Frauenmantel-, Schafgarben- und Johanniskraut zu gleichen Teilen mischen, 1 TL der Mischung mit 1 Tasse kochendem Wasser übergießen, 10 Minuten ziehen lassen, abseihen; 8 Wochen lang täglich 1 Tasse trinken, dann 4 Wochen pausieren, danach die Teekur wiederholen; wirkt bei starken Beschwerden ausgleichend auf Körper und Psyche.

Heiltee: 2 TL Johanniskraut mit 1/4 l kaltem Wasser ansetzen, aufkochen lassen, 5 Minuten ziehen lassen, abseihen; mindestens 4 Wochen lang 2 bis 3 Tassen täglich trinken; wirkt bei Nervosität, Reizbarkeit und depressiven Verstimmungen.

Heiltee: 1 TL geschnittene Salbeiblätter mit 1 Tasse kochendem Wasser übergießen, 10 Minuten ziehen lassen, abseihen; 2 Tassen täglich ungesüßt trinken; wirkt gegen Hitzewallungen und Schweißausbrüche.

Heiltee: 1 bis 2 TL Steinkleekraut mit 1 Tasse kochendem Wasser übergießen, 10 Minuten ziehen lassen, abseihen; 2 bis 3 Tassen täglich trinken; wirkt bei Schlafstörungen und Hitzewallungen.

Heilöl: Nachtkerzenölkapseln (Apotheke, Reformhaus) nach Packungsbeilage einnehmen; bei Hitzewallungen, Hautproblemen und depressiver Verstimmung.

Ernährung: häufig kalt gepresste Pflanzenöle, Wal- und Erdnüsse (Vitamin E), Fisch und Bierhefe (B-Vitamine) sowie ausreichend Milchprodukte und Fisch (Kalzium und Vitamin D) in der Küche verwenden.

Medikamente, die helfen

Synthetische Wirkstoffe
→ Hormonhaltige Präparate sind alle rezeptpflichtig
Pflanzliche Präparate
→ Traubensilberkerzenwurzelextrakt (Kapseln, Tropfen)
→ Schlangenkrautextrakt (Cimicifugaextrakt)
→ Johanniskrautextrakt (bei depressiven Verstimmungen)
→ Mischung aus Johanniskraut- und Traubensilberkerzenwurzelextrakt

Zusätzliche Maßnahmen

- Regelmäßig in die Sauna gehen
- Ausdauersport treiben (Radfahren, Schwimmen, etc.)
- Sich häufiger etwas Gutes gönnen (z. B. Massage, Besuch in einem Kosmetikstudio)
- Morgens heiß-kalte Wechselduschen (stabilisiert den Kreislauf)

Das schadet Ihnen

- Zu viel Kaffee (kann Hitzewallungen auslösen)
- Häufiges Alleinsein

||| **Tipp**

Korianderpulver, zerquetschte Fenchelsamen und Kuminpulver (Gelbwurz) zu gleichen Teilen mischen, 1 EL der Mischung mit 1/4 l kochendem Wasser übergießen und 10 Minuten ziehen lassen; 3 Tassen täglich trinken; der Tee aus der indischen Ayurveda-Lehre lindert Hitzewallungen und Schweißausbrüche.

Wetterfühligkeit

Mögliche Beschwerden

Bei speziellen Wetterlagen oder Wetterumschwung Konzentrationsstörungen (siehe Seite 84), Nervosität (siehe Seite 107), Gereiztheit, Müdigkeit, Schlafstörungen (siehe Seite 126), Kopfschmerzen (siehe Seite 84), Gelenkbeschwerden, Kreislaufstörungen

Mögliche Ursachen

Das vegetative (unbewusste) Nervensystem reagiert auf:

- Veränderungen der atmosphärischen Einflüsse wie Temperatur, Feuchtigkeit oder Luftdruck
- Elektromagnetische Feldveränderungen

Wann Sie zum Arzt müssen

Bei starken Kreislaufproblemen; bei länger anhaltenden Beschwerden zur Abklärung der Ursache

Das können Sie tun

Entspannung: regelmäßig Entspannungsübungen (Yoga, autogenes Training) durchführen, stabilisieren das Nervensystem.

Aromaöl: 2 Tropfen Lemongrass-Öl und je 4 Tropfen Melissen- und Lavendelöl in eine Duftlampe geben; damit 2 Stunden lang das Zimmer aromatisieren; steigert die Konzentration und lindert Kopfschmerzen.

Propoliskur: 5 bis 8 g Propolispulver (Apotheke, Reformhaus) in 1 Glas Mineralwasser rühren; 4 bis 6 Wochen lang 3-mal täglich trinken; stärkt den ganzen Organismus.

Medikamente, die helfen

Synthetische Wirkstoffe

→ Je nach Beschwerden (siehe entsprechende Kapitel)

Pflanzliche Präparate

→ Je nach Beschwerden (siehe entsprechende Kapitel)

Zusätzliche Maßnahmen

- Spaziergänge im Freien
- Viel frisches Obst essen

Zahnfleischentzündung

Mögliche Beschwerden
Rotes, geschwollenes, schmerzhaftes Zahnfleisch, beim Essen bzw. Zubeißen, eventuell Zahnfleischbluten

Mögliche Ursachen
Akute oder chronische Entzündungen des Zahnfleischs durch:
- Mangelhafte Mund- und Zahnhygiene
- Nicht regelmäßig entfernten Zahnstein
- Schlecht sitzende Prothesen, Füllungen oder Kronen
- Schlechtes Allgemeinbefinden und Immunschwäche
- Vitaminmangel
- Hormonumstellungen
- Metallvergiftungen

Wann Sie zum Arzt müssen
Wenn nach 3 Tagen keine deutliche Besserung eintritt; bei immer wieder auftretenden Entzündungen des Zahnfleisches

Das können Sie tun
Mundspülung: 5 Tropfen Propolistinktur und einige Kamillenblüten in 1 Glas lauwarmes Wasser geben, einige Minuten ziehen lassen, mit der Flüssigkeit den Mund gründlich spülen, dann ausspucken; mehrmals täglich anwenden.

Mundspülung: 3 TL geschnittene Salbeiblätter mit 1 Tasse kochendem Wasser übergießen, 10 Minuten ziehen lassen, abseihen; mit dem abgekühlten Sud mehrmals täglich den

Mund spülen; oder einige Tropfen Salbeitinktur in 1 Glas Wasser geben.

Kaugummi: nach jeder Mahlzeit einen speziellen Zahnpflegekaugummi kauen.

Vitamin C: jeden Tag 1 ganze Zitrone essen; nicht im akuten Entzündungsstadium.

Medikamente, die helfen
Synthetische Wirkstoffe
→ Polidocanol (Salbe)
→ Chlorhexidin (Gel)
→ Cholinsalicylat (Gel)
Pflanzliche Präparate
→ Kamillenblütenextrakt
→ Myrrhetinktur
→ Salbeitinktur

Zusätzliche Maßnahmen
- Zuckerkonsum einschränken
- Speisen immer gründlich kauen
- Regelmäßig beim Zahnarzt den Zahnstein entfernen lassen

Zahnschmerzen

Mögliche Beschwerden
Ziehende, bohrende, pochende Schmerzen, beim Zähneputzen, beim Essen und bei Kälte- oder Wärmereizen, eventuell Schwellung der Wange

Mögliche Ursachen

- Karies (Schädigung des Zahnschmelzes)
- Empfindlichkeit der Zahnhälse auf Heißes, Kaltes oder Süßes
- Eiterherd am Zahnhals oder Nerv
- Nächtliches Zähneknirschen bei übermäßiger Stressbelastung und psychischen Problemen
- In die Kiefer ausstrahlende Schmerzen bei Nebenhöhlenentzündung (siehe Seite 104)

Wann Sie zum Arzt müssen

Bei sehr starken Schmerzen und wenn nach 1 Tag keine Besserung eintritt; bei Karies oder Verlust einer Füllung

Das können Sie tun

Nelke: 1 Gewürznelke vorsichtig zerbeißen oder Nelkenöl auftragen; lindert den Schmerz bis zum Zahnarzttermin.

Heilöl: ein Wattestäbchen in lauwarmes Wasser tauchen, 2 Tropfen Nelkenöl daraufträufeln; den schmerzenden Zahn bis zu 3-mal täglich damit abtupfen.

Heiltee: 1 TL getrocknete Mädesüßblüten und -blätter mit 1 Tasse kochendem Wasser übergießen, 10 Minuten ziehen lassen, abseihen; 2 bis 3 Tassen täglich ungesüßt trinken; lindert Schmerzen.

Akupressur: mit dem Daumen den Punkt massieren, der in der daumenseitigen Nagelecke des Zeigefingers liegt; 3 Minuten lang kreisend im Uhrzeigersinn ausführen.

Medikamente, die helfen

Pflanzliches Präparat

→ Gewürznelkenöl

Zusätzliche Maßnahmen

- Nach jeder Mahlzeit speziellen Zahnpflegekaugummi kauen
- Regelmäßig zur Kontrolle zum Zahnarzt gehen
- Mindestens 2-mal täglich die Zähne putzen und Zahnseide verwenden

Das schadet Ihnen

- Eiskalte oder zu heiße Speisen
- Zuckerhaltiges

Zellulite

Mögliche Beschwerden

Mehr oder weniger große Dellen (sogenannte Orangenhaut) und Poren an Oberschenkeln, Hüften und Gesäß, Spannungsverlust der Haut; fast ausschließlich bei Frauen vorkommend

Mögliche Ursachen

Vergrößerung der Fettzellen im Unterhautfettgewebe, sodass die außen liegenden Hautschichten weniger mit Nährstoffen und Sauerstoff versorgt werden, besonders bei:

- Bindegewebsschwäche
- Übergewicht, falscher Ernährungsweise
- Bewegungsmangel

Wann Sie zum Arzt müssen

Nur bei erheblicher psychischer Belastung durch das eigentlich rein kosmetische Problem

Das können Sie tun

Massage: morgens die Problemzonen 5 Minuten lang sanft mit einer weichen Bürste massieren.

Umschlag: 1 Tasse Retterspitz (Apotheke) mit 1/2 l kaltem Wasser mischen, eine Baumwollstrumpfhose damit tränken, anziehen, darüber noch ein Paar trockene Strumpfhosen anziehen; 2 Stunden damit ins Bett legen.

Heiltee: 1 EL Petersilienblätter mit 1 Tasse kochendem Wasser übergießen, 5 Minuten zugedeckt ziehen lassen, abseihen; maximal 2 Wochen lang 1 Tasse täglich trinken; nicht bei Nierenerkrankungen und Schwangerschaft anwenden!

Flüssigkeit: viel trinken und den Kochsalzkonsum reduzieren.

Medikamente, die helfen

Pflanzliche Präparate

→ Kieselsäure (zum Einnehmen)
→ Meeresalgenhaltige Cremes

||| **Tipp**

Ausdauersport aktiviert den Stoffwechsel und fördert den Abtransport von Giftstoffen und Schlacken aus dem Körper. Regelmäßige Bewegung strafft Haut und Bindegewebe, reduziert Fettdepots und ist die ideale Ergänzung zu den oben genannten Antizellulitemaßnahmen. Gut geeignete Sportarten sind z. B. Radfahren, Schwimmen, Walking, Jogging und Inlineskating.

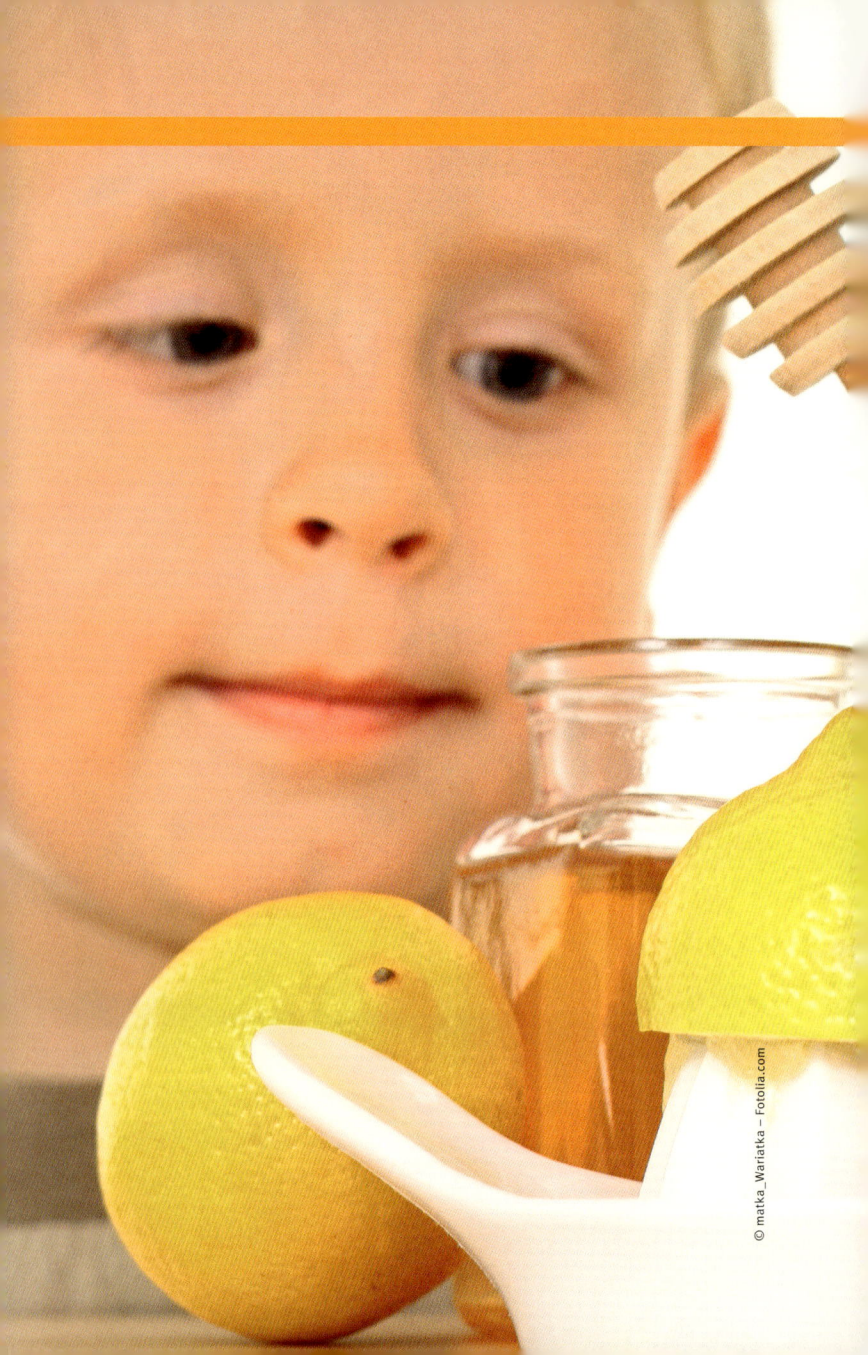

Kinder sanft behandeln

Kleine Patienten brauchen viel Liebe und Zuwendung im Krankheitsfall. Die folgenden Ratschläge für Kinderkrankheiten sollen Ihnen helfen, kleinere Beschwerden selbst zu behandeln und bei schwereren Erkrankungen die ärztlich verordnete Therapie sinnvoll zu unterstützen. Beugen Sie Krankheiten vor, indem Sie Ihr Kind impfen lassen und mit ihm zu den empfohlenen Vorsorgeuntersuchungen beim Kinderarzt gehen.

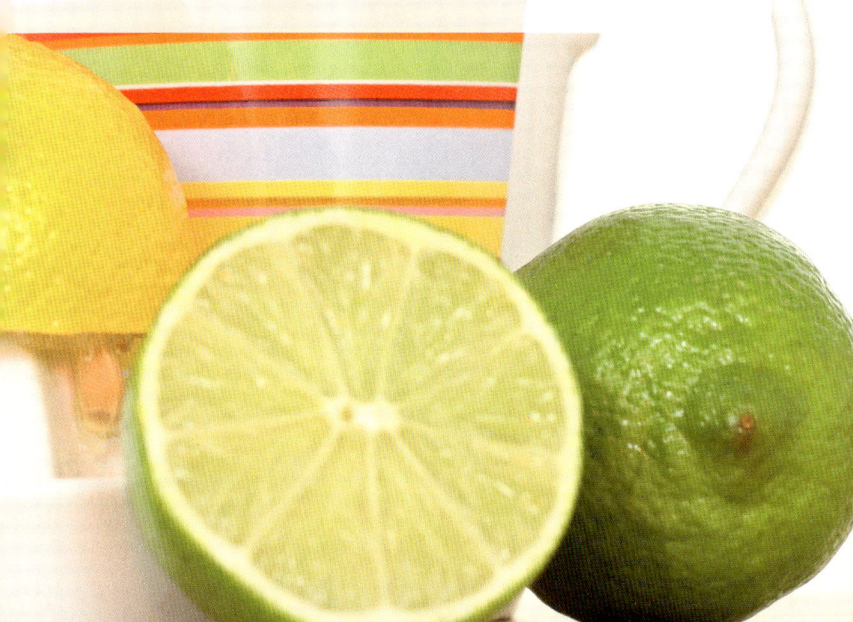

Bauchschmerzen

Mögliche Beschwerden

Schmerzen im Ober-, Mittel- oder Unterbauch, Blähungen, eventuell Gurgelgeräusche, Weinerlichkeit

Mögliche Ursachen

Kleinkinder zeigen oft auf den Bauch, auch wenn die Beschwerden ganz woanders liegen. Die häufigsten Ursachen aber sind:

- Verdauungsstörung durch zu viel (durcheinander) Gegessenes
- Unverträglichkeit von Speisen oder Milch
- Verstopfung oder Durchfall
- Psychische Belastungen (Kindergarten, Schule), Stress, Angst
- Blinddarmentzündung (meist Schmerzen im rechten Unterbauch)

Wann Sie zum Arzt müssen

Wenn nach 2 Tagen keine Besserung erfolgt ist; bei plötzlichen, heftigen Schmerzen eventuell mit Erbrechen, Fieber, keuchender Atmung oder Pulsrasen

Das können Sie tun

Wärme: bei leichten Bauchschmerzen – nicht bei Verdacht auf Blinddarmentzündung! – ein im Ofen auf 120 °C erwärmtes Kirschkernsäckchen auf den Bauch legen (Vorsicht: eventuell zusätzlich einpacken, wenn zu heiß)

Heiltee: 1 TL zerquetschte Fenchelfrüchte mit 1/4 l kochendem Wasser übergießen, 10 Minuten ziehen lassen, abseihen; bei Bedarf 1 Tasse zu trinken geben; beruhigt, entkrampft und entbläht.

Heilmilch: 1 TL getrocknetes Gänsefingerkraut mit 1/4 l heißer Milch übergießen, 10 Minuten ziehen lassen, abseihen; dem Kind in kleinen Schlucken zu trinken geben; lindert Bauchschmerzen.

Milchzucker: 3-mal täglich 1 TL Milchzucker unter das Essen rühren; reguliert die Verdauung.

Medikamente, die helfen

Synthetischer Wirkstoff

→ Siliciumdioxid bei Blähungen (Tropfen, auch für Säuglinge)

Pflanzliche Präparate

→ Karottenpulver bei Durchfall

→ Anis-Fenchel-Kümmel-Tee

Zusätzliche Maßnahme

■ 1 Tag nur leichte Kost oder nur Tee zu trinken geben

Das schadet Ihrem Kind

■ Süßigkeiten
■ Kalte Getränke

Fieber

Mögliche Beschwerden

Erhöhung der Körpertemperatur, Schwitzen, Frösteln, Appetitlosigkeit, rotes Gesicht, heiße Stirn, schneller Puls, belegte Zunge

Mögliche Ursachen

Fieber ist ein Symptom, das bei vielen Erkrankungen auftritt. Je nach Begleitsymptomen kommen folgende Ursachen infrage:

- Infektion (z. B. grippaler Infekt, Bronchitis, Mandel-, Ohrenentzündung, Magen-Darm-Infektion, Harnwegsinfekt)
- Klassische Kinderkrankheit (Masern, Mumps, Scharlach, Windpocken, Röteln, Keuchhusten; siehe jeweilige Kapitel)
- Körperliche Überanstrengung
- Wachstumsschub
- Zahnen (siehe Seite 170)

Wann Sie zum Arzt müssen

Bei (anhaltend) sehr hohem Fieber; bei Auftreten eines Fieberkrampfs; bei unklaren Symptomen zur Feststellung der Ursache des Fiebers

Das können Sie tun

Wadenwickel: 2 Handtücher in handwarmes Wasser tauchen, auswringen, jeweils straff um einen Unterschenkel bis zum Knie wickeln, je 1 trockenes Tuch darüber wickeln, Beine nicht weiter zudecken, Wickel nach 10 Minuten wieder abnehmen; maximal 3-mal wiederholen; Anwendung nur bei warmen, gut durchbluteten Füßen!

Heiltee: je 1/2 TL Linden- und Kamillenblüten mit 1/4 l kochendem Wasser übergießen, 5 Minuten zugedeckt ziehen lassen, abseihen; mit Honig gesüßt zu trinken geben.

Zäpfchen: Fieberzäpfchen geben bei Temperaturen über 39 °C; bei Fieberkrampfneigung bereits ab 38 °C.

Medikamente, die helfen
Synthetischer Wirkstoff
→ Paracetamol
Pflanzliches Präparat
→ Holundersaft

Zusätzliche Maßnahme
- Viel trinken lassen

Keuchhusten

Verlauf der Erkrankung
- Ca. 2 Wochen lang Erkältungssymptome mit leichtem Fieber
- 2 bis 3 Wochen lang heftige Hustenanfälle besonders nachts, juchzendes Einatmen, Atemnot, rot bis bläuliche Gesichtsfarbe, starker Schleimauswurf, oft bis zum Erbrechen
- 2 bis 3 Wochen lang nachlassender Husten

Erreger
Bakterium Bordetella pertussis; durch Tröpfcheninfektion

Impfung
Sinnvoll, da Keuchhusten eine belastende (für Säuglinge sogar gefährliche) Erkrankung ist; Impfplan siehe Seite 172

Wann Sie zum Arzt müssen
Bei Verdacht auf Keuchhusten (Erkrankung in der Umgebung); wenn länger als 1 Woche Husten besteht; bei Atemnot; bei Säuglingen

Das können Sie tun

Beruhigung: Kind beim Hustenanfall aufrecht hinsetzen, beruhigend auf es einreden; Angst und Panik verstärken Atemnot.

Heiltee: je 1/2 TL Thymian und Sonnentau mit 1 Tasse kochendem Wasser übergießen, 10 Minuten ziehen lassen, abseihen; 3 Tassen täglich trinken lassen.

Bad: 2 EL Thymian mit 1/2 l kochendem Wasser übergießen, 10 Minuten ziehen lassen, in das Badewasser abseihen; das Kind 5 bis 10 Minuten baden lassen.

Salbe: Brust und Rücken mit einer Beinwellsalbe einreiben.

Flüssigkeit: viel trinken lassen, um den Schleim zu verflüssigen.

Medikamente, die helfen

Synthetische Wirkstoffe

⟶ Antibiotika (im Anfangsstadium) sind alle rezeptpflichtig

Pflanzliche Präparate

⟶ Sonnentaukrautextrakt

⟶ Thymianextrakt (Saft)

Zusätzliche Maßnahmen

■ Eventuell Klimawechsel

■ Kein Schul- oder Kindergartenbesuch (bis der Arzt es wieder erlaubt)

Das schadet Ihrem Kind

■ Temperaturschwankungen

■ Anstrengung

■ Trockene Raumluft

Masern

Verlauf der Erkrankung

- 2 bis 3 Tage lang grippale Symptome (Fieber über 39 °C, Heiserkeit, Husten, Schnupfen, Bindehautentzündung)
- Fieber sinkt, weiße Flecken auf der Mundschleimhaut; erneuter Fieberanstieg, typischer Hautausschlag (rosaviolett, zuerst hinter den Ohren und im Gesicht, dann über den Körper ausbreitend, erst klein-, dann großfleckig)
- Nach 3 bis 4 Tagen Abklingen von Ausschlag und Fieber

Erreger

Masernvirus; durch Tröpfcheninfektion und Körperkontakt

Impfung

Sinnvoll, da schwere Komplikationen (Mittelohr-, Gehirn- und Lungenentzündung) – vor allem bei Erwachsenen – auftreten können; Impfplan siehe Seite 172

Wann Sie zum Arzt müssen

Bei Masernverdacht immer zum Arzt gehen (telefonische Anmeldung wegen Ansteckungsgefahr); bei Ohrenschmerzen, Kurzatmigkeit, starken Kopfschmerzen oder Nackensteifigkeit

Das können Sie tun

Wadenwickel: siehe Seite 154; zur Fiebersenkung.
Heiltee: 1 TL Spitzwegerichblätter mit 1 Tasse kochendem Wasser übergießen, 5 Minuten ziehen lassen, abseihen, mit Honig süßen; 2 Tassen über den Tag verteilt trinken lassen; lindert den Hustenreiz.
Flüssigkeit: viel trinken lassen.

Medikamente, die helfen
Synthetischer Wirkstoff
$\longrightarrow$ Paracetamol (gegen Fieber)
Pflanzliche Präparate
$\longrightarrow$ Thymianextrakt (bei Husten)

Zusätzliche Maßnahmen
- Kein Schul- oder Kindergartenbesuch (bis der Arzt es wieder erlaubt)
- Bettruhe halten lassen

Das schadet Ihrem Kind
- Fernsehen, Computerspiele

Mittelohrentzündung

Mögliche Beschwerden
Schmerzen im Ohr, häufiges Greifen des Kindes an das Ohr, Weinerlichkeit; nach 2 bis 3 Tagen oft Abfließen von schleimigem Sekret und Nachlassen der Schmerzen

Mögliche Ursachen
- Meist bakterielle Infektion, bei Verminderung der Durchlüftung des Mittelohrs
- Häufig im Anschluss an einen Schnupfen, bei der die Rachen-Ohr-Verbindungen (Ohrtrompeten, Tuben) zugeschwollen sind

Wann Sie zum Arzt müssen
Bei Ohrenschmerzen von Kindern immer den Kinderarzt zur Diagnose und Therapieabsprache aufsuchen

Das können Sie tun

Wärme: das erkrankte Ohr ca. 10 Minuten lang mit Rotlicht (50 cm Abstand halten) bestrahlen; 2-mal täglich anwenden.

Umschlag: frisches Senfmehl mit warmem Wasser zu einem dünnen Brei verrühren, auf ein Taschentuch streichen, hinter das Ohr legen; 10 bis 15 Minuten lang anwenden.

Wickel: 1 Zwiebel hacken, auf ein Tuch geben, falten, auf das Ohr legen, mit einem Schal befestigen; 2 Stunden einwirken lassen.

Heiltee: 1 TL Ringelblumenblüten mit 1 Tasse kochendem Wasser übergießen, 10 Minuten ziehen lassen, abseihen; täglich 2 bis 3 Tassen zu trinken geben.

Kompresse: Saft von 1 Zitrone mit heißem Wasser verrühren, ein Tuch damit tränken, auf das Ohr legen, mit einem Wolltuch umwickeln; 15 Minuten wirken lassen; nicht in der akuten Phase.

Medikamente, die helfen

Synthetische Wirkstoffe

→ Dequaliniumchlorid, Lidocain, Glyzerol (Ohrentropfen)

→ Antibiotika sind rezeptpflichtig

Pflanzliches Präparat

→ Meerwassernasenspray zum Abschwellen der Tuben

Zusätzliche Maßnahme

■ Ohren im Freien immer mit Mütze oder Schal schützen

Das schadet Ihrem Kind

■ Kalte Zugluft, Wind

■ Schwimmen und Tauchen

Mumps

Verlauf der Erkrankung

- Einseitige, sehr schmerzhafte Schwellung der Ohrspeicheldrüse (im Kieferwinkel vor dem Ohr), Schmerzen beim Kauen, Schlucken, Kopfdrehen; leichtes bis hohes Fieber
- Meist nach einigen Tagen Schwellung auf der anderen Seite
- Bei Befall weiterer Drüsen: Bauch-, Unterleibs- oder Hodenschmerzen; bei Hirnhautreizung Kopfschmerzen und Nackensteifigkeit

Erreger

Mumpsvirus; durch Tröpfcheninfektion, seltener durch infizierte Gegenstände bzw. gesunde Überträger

Impfung

Sinnvoll, da eine Mumpserkrankung mit schwerwiegenden Komplikationen einhergehen kann (z. B. Hodenentzündung mit nachfolgender Unfruchtbarkeit, Hirnhautentzündung); Impfplan siehe Seite 172

Wann Sie zum Arzt müssen

Bei Verdacht auf Mumps immer zum Arzt gehen

Das können Sie tun

Wärme: einen großen Wattebausch mit angewärmtem Olivenöl tränken, auf die schmerzende Wange legen, mit einem Wollschal befestigen; anwenden, wenn Wärme guttut.

Kälte: ein Mulltuch mit essigsaurer Tonerde tränken, auf die Wange legen, mit einem Tuch befestigen; wenn Kälte guttut.

Wadenwickel: siehe Seite 154; zur Fiebersenkung.

Gurgeln: 1 TL Salbei mit 1 Tasse kochendem Wasser übergießen, 5 Minuten ziehen lassen, abseihen; mit dem abgekühlten Sud mehrmals täglich gurgeln lassen.

Medikamente, die helfen
Synthetischer Wirkstoff
$\longrightarrow$ Paracetamol (gegen Fieber)

Zusätzliche Maßnahmen
- Kein Schul- oder Kindergartenbesuch (bis der Arzt es wieder erlaubt)
- Bettruhe halten lassen
- Nur flüssige oder breiige Kost

Das schadet Ihrem Kind
- Herbe oder saure Speisen und Getränke (regen die Speicheldrüsen an)
- Anstrengung

Röteln

Verlauf der Erkrankung
- Zu Beginn – wenn überhaupt – nur leichte Erkältungssymptome (Gliederschmerzen, leichtes Fieber, Rachen- oder Bindehautentzündung)
- Hautausschlag (hellrot, kleinfleckig, nicht zusammenfließend, hinter den Ohren beginnend, dann über

Gesicht, Hals, Rumpf, Arme und Beine ausbreitend), nach ungefähr 10 Tagen Verschwinden der Flecken in der gleichen Reihenfolge wie beim Auftreten
- Schmerzhafte Lymphknotenschwellungen im Nacken

Erreger
Rötelnvirus; durch Tröpfcheninfektion

Impfung
Sinnvoll, besonders für Mädchen, da eine Rötelninfektion während einer Schwangerschaft schwere Schäden beim ungeborenen Kind hervorrufen kann; die Impfung ist aber auch für Jungen sinnvoll, da sie bei einer Erkrankung Virusüberträger werden können; Impfplan siehe Seite 170

Wann Sie zum Arzt müssen
Zur Sicherung der Diagnose; bei sehr hohem Fieber; wenn starke Kopfschmerzen, Nackensteifigkeit, Erbrechen oder Krämpfe auftreten

Das können Sie tun
Wadenwickel: Anleitung siehe Seite 154; zur Senkung von hohem Fieber.

Medikamente, die helfen
Synthetischer Wirkstoff
→ Paracetamol (gegen Fieber)

Zusätzliche Maßnahmen
- Erkranktes Kind unbedingt von schwangeren Frauen fernhalten, daher das Kind einige Tage zu Hause behalten
- Bettruhe nur bei Fieber ab 38 °C nötig

Scharlach

Verlauf der Erkrankung

- Plötzliches Fieber, oft bis über 39 °C, starke Halsschmerzen, Schluckbeschwerden, hinterer Gaumen und Zäpfchen feuerrot, Zunge weißlich belegt; teilweise schweres Krankheitsgefühl
- Am 2. oder 3. Tag himbeerrote Farbe der Zunge
- Hautausschlag (rot, feinflächig, samtartig, von der Leistengegend und den Achseln ausgehend, dann sich über den ganzen Körper ausbreitend, Bereich um den Mund bleibt frei)
- Eventuell Juckreiz
- 1 bis 3 Wochen später Abschälen der Haut an Handflächen und Fußsohlen möglich

Erreger

Spezielle Streptokokkenart (Bakterien); durch Tröpfcheninfektion, Körperkontakt, infizierte Gegenstände oder gesunde Überträger

Impfung

Nicht möglich

Wann Sie zum Arzt müssen

Bei Verdacht auf Scharlach immer zum Arzt gehen, da bei nicht oder unzureichend behandelten Kindern eventuell nach einigen Wochen schwere Komplikationen (Herzmuskel-, Nierenentzündung oder rheumatische Erkrankungen) auftreten können

Das können Sie tun
Wadenwickel: siehe Seite 154; zur Fiebersenkung.
Gurgeln: einige Tropfen Kamillenextrakt in 1 Glas lauwarmes Wasser geben; mehrmals täglich gurgeln lassen.

Medikamente, die helfen
Synthetische Wirkstoffe
→ Anitbiotika (hier: Penizillin) sind alle rezeptpflichtig
Pflanzliche Präparate
→ Kamillenextrakt (zum Gurgeln)
→ Salbeiextrakt (zum Gurgeln)

Zusätzliche Maßnahmen
- Mindestens 1 Woche kein Schul- oder Kindergartenbesuch
- Rachenabstrich (durch Arzt) bei Familienmitgliedern zur Kontrolle

Das schadet Ihrem Kind
- Feste und saure Nahrung bei Schluckbeschwerden

Schlafstörungen

Mögliche Beschwerden
Häufiges Aufwachen in der Nacht, Weinen, Aufschrecken aus Alpträumen, Angst vor der Dunkelheit und Geräuschen, Probleme mit dem Einschlafen

Mögliche Ursachen
- Reizüberflutung tagsüber (Fernsehen, Radio, Computer)
- Probleme in der Schule oder im Kindergarten

- Nervosität der Eltern
- Ängste (durch Leistungsdruck in der Schule oder von den Eltern ausgehend, mögliche Trennung der Eltern)
- Erkrankungen, z. B. bei Fieber, Schnupfen, Husten, Schmerzen
- Nächtlicher Harndrang, z. B. bei Harnwegsinfekten

Wann Sie zum Arzt müssen
Bei länger anhaltenden Schlafstörungen

Das können Sie tun
Ursachenforschung: durch vorsichtige Gespräche die Gründe für mögliche Ängste herausfinden (z. B. Probleme in der Schule) und versuchen, das Kind zu beruhigen.

Heiltee: 40 g Melisse mit je 30 g Hopfenzapfen und Passionsblume mischen, 2 TL davon mit 1 Tasse kochendem Wasser übergießen, 10 Minuten zugedeckt ziehen lassen, abseihen; 30 Minuten vor dem Zubettgehen trinken lassen.

Medikamente, die helfen
Pflanzliches Präparat
$\longrightarrow$ Melissenkrautpresssaft

Zusätzliche Maßnahmen
- Einschlafritual einführen (Geschichte vorlesen, singen o. Ä.)
- Nachtlicht im Kinderzimmer
- Das Kind täglich im Freien austoben lassen

Das schadet Ihrem Kind
- Fernsehen und Computerspiele vor dem Schlafengehen

Soor (Mundsoor, Windelsoor)

Verlauf der Erkrankung

- Zuerst kleine weißliche, fest haftende Flecken auf der Mundschleimhaut, der Zunge und/oder den Lippen, Trinkunlust
- Dann im Windelbereich (vor allem um After und Genitalien) klein- bis großflächige Rötungen, Pusteln und Schuppen am Rand

Erreger

Hefepilz Candida albicans; durch Wanderung des Pilzes vom Darm des Kindes auf die Haut (z. B. nach Antibiotikabehandlung) oder durch direkten Kontakt (z. B. von der infizierten Mutter beim Stillen oder Windelwechseln auf das Baby)

Impfung

Nicht möglich

Wann Sie zum Arzt müssen

Bei Soorverdacht immer zum Arzt gehen, denn es kann zu schwerwiegenden Erkrankungen kommen

Das können Sie tun

Tinktur: 10 Tropfen Myrrhe- oder Ratanhiatinktur in 1 Glas warmes Wasser geben, ein Wattestäbchen darin tränken, die Soorflecken damit ganz vorsichtig abtupfen.

Wickeln: möglichst häufig die Windeln wechseln.

Antipilzmittel: das Kind konsequent mit dem vom Arzt verordneten Antipilzmittel behandeln; vor dem Stillen auch die Brustwarzen damit einreiben.

Medikamente, die helfen

Synthetische Wirkstoffe

$\longrightarrow$ Nystatin (Mundgel, Tropfen)

$\longrightarrow$ Andere Antipilzmittel sind alle rezeptpflichtig

Pflanzliche Präparate

$\longrightarrow$ Myrrhetinktur

$\longrightarrow$ Ratanhiatinktur

Zusätzliche Maßnahmen

- Schnuller und Sauger (vor dem Füttern) mindestens 10 Minuten lang auskochen
- So oft wie möglich Luft an den Kinderpo lassen

||| **Pilze lieben Zucker**

Dem Kind keine zuckerhaltigen Speisen (auch Babybreie) und Getränke (Säfte und Tees) geben, denn Zucker ist die Hauptnahrung der Hefepilze.

Windeldermatitis

Mögliche Beschwerden

Wunde, rote Stellen (Schürfwunden ähnlich) im gesamten Windelbereich, eventuell Pusteln und offene Hautstellen

Mögliche Ursache

Wenn uringetränkte Windeln zu lange auf der Haut liegen bleiben und zusätzlich durch Gummi- oder Plastikhosen luftdicht abgeschlossen sind, vermehren sich in dem feuchtwarmen Milieu Bakterien, die den Urin zersetzen: Der entstehende Ammoniak reizt die Haut, es kommt zur Entzündung.

Wann Sie zum Arzt müssen

Bei wundem Po immer zur Klärung der Ursache (Entzündung, Pilzinfektion) zum Arzt gehen; bei großflächiger Entzündung; bei Fieber

Das können Sie tun

Windeln: nur Stoff- oder Papierwindeln verwenden; unbedingt nach jedem Einnässen wechseln; nicht zu straff windeln.

Reinigung: den Po nur mit lauwarmem Wasser vorsichtig, aber gründlich reinigen; keine Öltücher verwenden; nur vorsichtig trocken tupfen (nicht reiben).

Luft: vor dem Windeln das Baby 10 bis 15 Minuten nackt strampeln lassen; hilft bei der Abheilung der entzündeten Haut.

Sitzbad: 1 EL Kamillenextrakt mit 2 l warmem Wasser in eine Sitzbadewanne geben; das Baby ca. 10 Minuten lang hineinsetzen, danach vorsichtig trocken tupfen.

Medikamente, die helfen

Synthetische Wirkstoffe
→ Zink (Schüttelmixtur, Paste)
→ Antibiotikahaltige Salben (nur in schweren Fällen) sind rezeptpflichtig

Pflanzliche Präparate
→ Ringelblumensalbe
→ Hamamelissalbe, -creme

Das schadet Ihrem Kind
- Gummi- oder Plastikhosen über der Windel
- Puder auf nässender Haut

Windpocken

Verlauf der Erkrankung
- 2 bis 4 Wochen nach Ansteckung eventuell leichtes Fieber, dann Hautausschlag (linsengroße rote Flecken, die zu wässrig gefüllten Bläschen werden, Beginn meist auf der Brust, im Gesicht oder an den Armen; später gesamte Haut und die Schleimhäute betroffen), starker Juckreiz; Bläschen nässen, platzen und verkrusten; Fieber (auch hohes) möglich
- 1 bis 2 Wochen lang in Schüben immer neue Bläschen auftretend, sodass alle Stadien gleichzeitig vorhanden sind

Erreger
Windpockenvirus (Varizella-zoster-Virus, Herpesvirusart); durch Tröpfcheninfektion oder direkten Kontakt (selten)

Impfung
Sinnvoll; Impfplan siehe Seite 172

Wann Sie zum Arzt müssen
Zur Diagnosestellung; wenn sich Bläschen entzünden oder eitern; bei schwerem Krankheitsverlauf

Das können Sie tun
Waschung: 1 Teil Obstessig mit 3 Teilen Wasser mischen, den Körper damit vorsichtig abtupfen; lindert den Juckreiz.

Waschung: Waschbecken mit kaltem Wasser füllen, 1 Tasse starken Kamillentee hineingeben, ein Handtuch eintauchen, auswringen; den Körper damit sanft maximal 5 Minuten lang abtupfen.

Medikamente, die helfen
Synthetische Wirkstoffe
→ Zink (Schüttelmixtur)
→ Isoprenalinsulfat (Puder)
→ Dimetinden (gegen Juckreiz)
→ Polidocanol und Zinkoxid (gegen Juckreiz)

Zusätzliche Maßnahmen
- Fingernägel kurz schneiden
- Nachts eventuell Baumwollhandschuhe anziehen
- Kein Schul- oder Kindergartenbesuch (bis der Arzt es wieder erlaubt)

Das schadet Ihrem Kind
- Warmes Baden (steigert den Juckreiz)
- Wadenwickel bei Fieber (lockt noch mehr Bläschen hervor)

Zahnen

Mögliche Beschwerden
Gerötetes, geschwollenes Zahnfleisch an den Zahndurchbruchstellen (erstmals meist zwischen dem 6. und 8. Lebensmonat), erhöhter Speichelfluss, Unruhe, häufiges Weinen und Schreien, ständiges Kauen auf den Fingern oder harten Gegenständen; gelegentlich Fieber oder Durchfall

Mögliche Ursache

Durchbruch der Milchzähne durch das Zahnfleisch mit Gewebezerreißungen, was zu Schmerzen und Entzündungen führen kann

Wann Sie zum Arzt müssen

Bei starker Entzündung des Zahnfleischs; bei (hohem) Fieber oder Durchfall zur Abklärung der Ursache

Das können Sie tun

Kälte: ein Leinentuch in kaltes Wasser tauchen, die Kiefer des Babys damit kühlen; mehrmals täglich anwenden.
Beißring: einen mit Flüssigkeit gefüllten Beißring in den Kühlschrank legen, dann dem Baby zum Kauen geben; erleichtert den Zahndurchbruch und lindert die Schmerzen.
Heiltee: 1 TL Kamillenblüten mit 1 Tasse kochendem Wasser übergießen, 5 Minuten zugedeckt ziehen lassen, abseihen; lauwarm zu trinken geben; wirkt entzündungshemmend und beruhigend auf das Zahnfleisch.

Medikamente, die helfen

Synthetische Wirkstoffe
⟶ Lidocain, Kamillentinkur und Polidocanol
   (Flüssigkeit, Gel)
⟶ Benzocain (Balsam)
Pflanzliches Präparat
⟶ Salbeitinktur

Zusätzliche Maßnahme

■ Dem Baby harte Brotrinde oder Karotten zum Kauen geben

Empfohlener Impfplan

Da es heutzutage gut verträgliche Impfstoffe gibt, spricht nichts dagegen, Kinder impfen zu lassen. Vielmehr weisen viele Infektionen eine sehr hohe Rate an zum Teil schwerwiegenden Komplikationen auf. Da sich inzwischen eine gewisse Impfmüdigkeit ausgebreitet hat, sind die klassischen Kinderkrankheiten, die fast ausgerottet waren, wieder auf dem Vormarsch. Zusätzliche Risiken – denen heute durch Impfung vorgebeugt werden kann – stellen Erkrankungen wie Hepatitis B sowie Infektionen mit Meningokokken, Haemophilus influenzae Typ b (Hib) oder HPV (Humane Papillomaviren, verursachen Gebärmutterhalskrebs) dar.

(Pertussis = Keuchhusten, Tetanus = Wundstarrkrampf, Polio = Kinderlähmung, Varizellen = Windpocken)

Impfplan (Quelle: Robert-Koch-Institut, Berlin)

Empfohlenes Alter	Impfung gegen
Ab Beginn 3. Monat	1. Diphtherie-Pertussis-Tetanus-Hib-Hepatitis B-Polio
Ab Beginn 4. Monat	2. Diphtherie-Pertussis-Tetanus-Hib-Hepatitis B-Polio
Ab Beginn 5. Monat	3. Diphtherie-Pertussis-Tetanus-Hib-Hepatitis B-Polio
12. bis 15. Monat	4. Diphtherie-Pertussis-Tetanus-Hib-Hepatitis B-Polio 1. Masern-Mumps-Röteln-Varizellen

Empfohlenes Alter	Impfung gegen
Ab Beginn 13. Monat	Meningokokken
16. bis 24. Monat	2. Masern-Mumps-Röteln-Varizellen
Ab Beginn 6. Jahr	Auffrischung Tetanus-Diphtherie-Pertussis
10. bis 18. Jahr	Auffrischung Tetanus-Diphtherie-Pertussis-Polio Hepatitis B (Ungeimpfte) Varizellen (Ungeimpfte, ohne durchgemachte Erkrankung)
12. bis 17. Jahr	1., 2. und 3. HPV (alle Mädchen)

Die Vorsorgeuntersuchungen für Kinder (U 1 bis U 10)

U 1 – Erstuntersuchung (sofort nach der Geburt)

Untersuchung von Atmung, Hautfarbe, Muskelspannung, Reflexen und Herztätigkeit; Kontrolle auf Verletzungen; Messung von Geburtsgewicht und -größe

U 2 – Basisuntersuchung bei Neugeborenen (3. bis 10. Tag)

Untersuchung auf Geburtsschäden, von Verdauungsorganen, Herz, Lunge, Hüftgelenken, Armen und Beinen; Bluttest auf Schilddrüsenunterfunktion (TSH) und Eiweißunverträglichkeit (Guthrie)

U 3 – Untersuchung nach 6 Lebenswochen
(4. bis 6. Woche)

Kontrolle von Gehirnfunktion und Reflexen; Seh- und Hörtest; Messung von Körpergröße, Gewicht und Schädelumfang

U 4 – Untersuchung nach 3 Lebensmonaten
(Anfang 4. Monat)

Kontrolle von Nervensystem und Hüftgelenken; Seh- und Hörtest; körperliche Untersuchung; Kontrolle des Entwicklungsstands

U 5 – Untersuchung nach 6 Lebensmonaten
(Anfang 7. Monat)

Kontrolle von Bewegungsfähigkeit und Entwicklung; Seh- und Hörtest

U 6 – Untersuchung nach 1 Lebensjahr
(bis Anfang 2. Jahr)

Körperliche Untersuchung; Größe, Gewicht; Entwicklungsstand

U 7 – Untersuchung nach 2 Lebensjahren
(nach 21. Monat)

Kontrolle der geistigen Entwicklung; körperliche Untersuchung

U 7a – Untersuchung im 34. bis 36. Monat

Überprüfung des Impfstatus, Nachholen verpasster Impfungen; Sehtest; körperlicher Gesundheitscheck; Beurteilung der sprachlichen Entwicklung

U 8 – Untersuchung nach 4 Lebensjahren

Urinkontrolle; körperliche Untersuchung; Seh- und Hörtest; Fragen nach dem sozialen Verhalten; Beurteilung der Kindergartenreife

U 9 – Vorschuluntersuchung (Anfang bis Mitte 5. Jahr)

Feststellung von Fehlentwicklungen und Defiziten; umfassende körperliche Untersuchung (auch Zähne); kleiner Intelligenztest

U 10 (J 1) – Jugendgesundheitsberatung (Beginn Pubertät)

Körperliche Untersuchung; Gespräch über Drogen, Sexualität u. Ä.

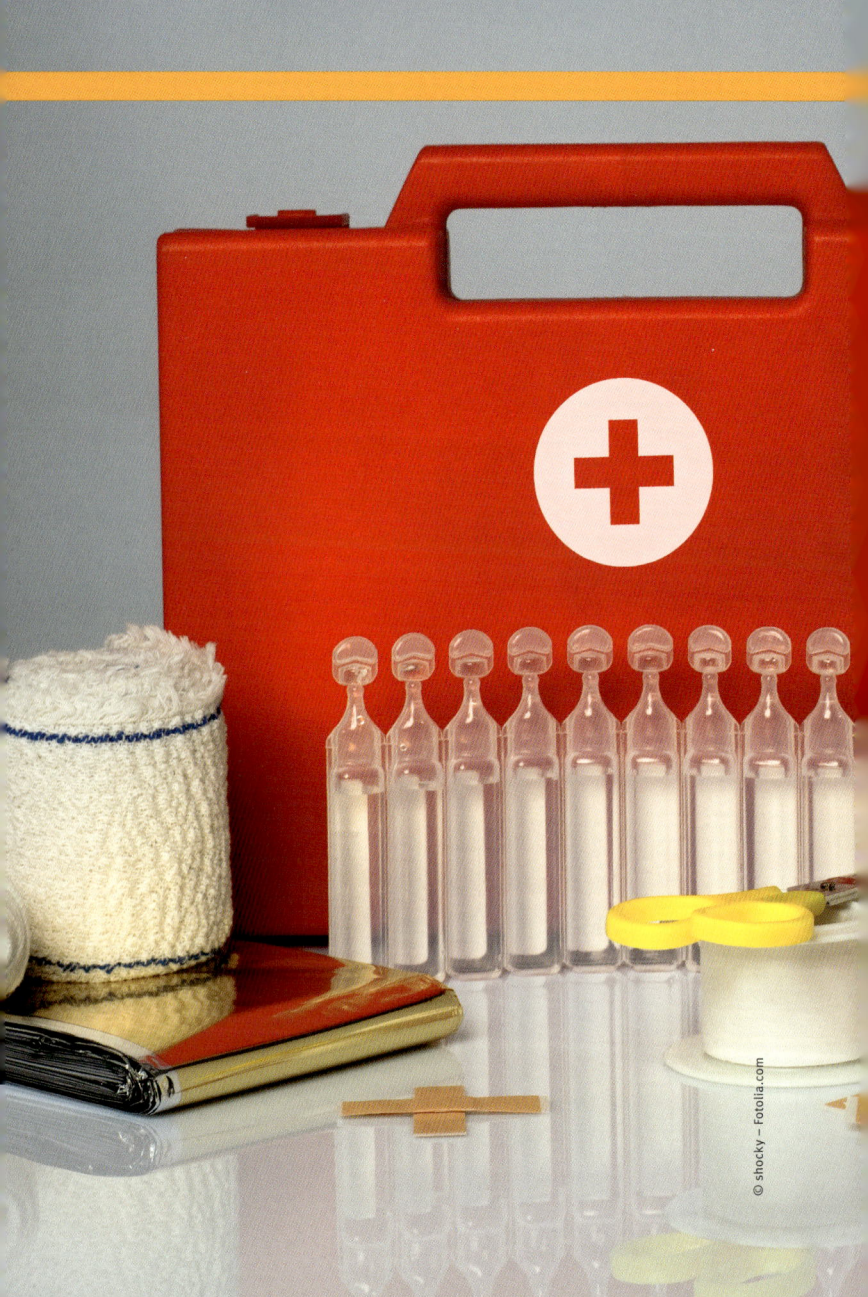

© shocky – fotolia.com

Im Notfall Erste Hilfe leisten

Oberstes Gebot in einer Notfallsituation ist, Ruhe zu bewahren. Nur dann können Sie die Übersicht behalten und systematisch entscheiden, was zuerst zu tun ist. Im Folgenden finden Sie einen kurzen Überblick über die wichtigsten Erste-Hilfe-Maßnahmen. Sie ersetzen aber in keinem Fall einen Erste-Hilfe-Kurs, in dem Sie professionell angeleitet werden, die erforderlichen Maßnahmen zu üben und im Ernstfall richtig einzusetzen.

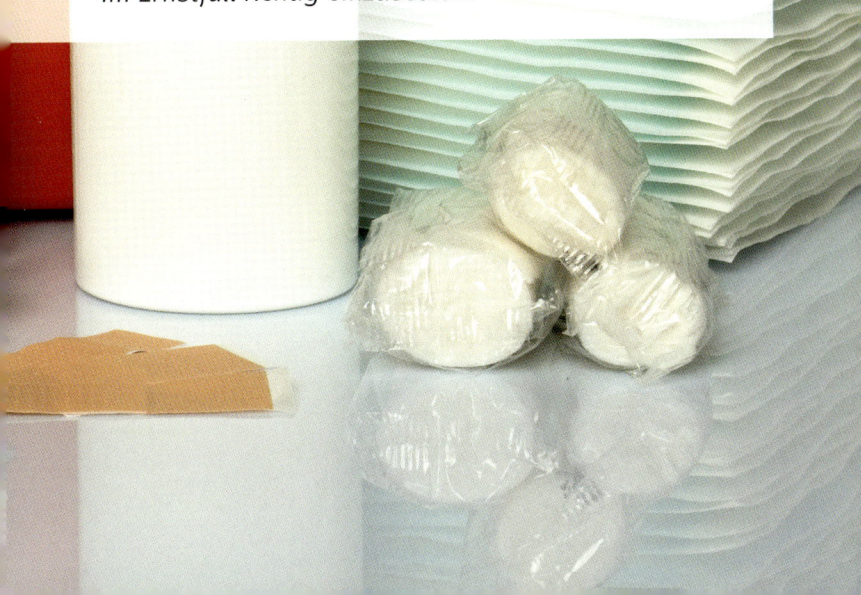

Atemnot

Mögliche Beschwerden

Erschwerte Atmung; schnelles, oberflächliches Atmen; ziehendes Geräusch beim Ein- oder Ausatmen; Blauverfärbung der Lippen und Haut; Husten

Mögliche Ursachen

- Asthmaanfall
- Allergischer Schock
- Hyperventilation
- Lungenverletzung, Lungenerkrankung
- Herzinfarkt
- Fremdkörper in Mund- oder Nasenraum

Sofort den Notarzt rufen

Bei Bewusstlosigkeit und Atemstillstand; bei Verdacht auf Erstickung (Blauverfärbung) oder Herzinfarkt; bei Insektenstich in Mund oder Rachen; bei Kollapsgefahr

Erste-Hilfe-Maßnahmen

Aufrechte Lagerung: den Patienten (muss bei Bewusstsein sein!) aufrecht hinsetzen (kleines Kind auf den Arm nehmen); beengende Kleidung (Kragen, Krawatte, Gürtel u. Ä.) lockern; für Frischluft sorgen.

Beruhigung: den Patienten beruhigen (Angst und Panik verstärken die Atemnot).

Atemwege frei machen: dem Patienten in den Mund sehen und eventuell Fremdkörper entfernen (bei Kindern oft in der Nase!).

Das können Sie tun

Bei akutem Asthmaanfall

→ Asthmamedikament (Spray) verabreichen,
   das der Patient meist bei sich trägt

→ Patient soll mit gespitzten Lippen ausatmen
   („Lippenbremse")

→ Erfolgt keine Besserung, Notarzt rufen

Bei Insektenstich in den Mund

→ Bei bekannter Insektengiftallergie sofort Antihista-
   minikum (Notfallset) verabreichen

→ Notarzt rufen

Bei Atemstillstand

→ Notarzt rufen

→ Patienten auf den Rücken legen und mit Atemspende
   (siehe dazu Seite 182) beginnen

→ Bei Pulslosigkeit Herzmassage (Seite 192) durchführen

→ Wenn Patient wieder selbstständig atmet, ihn in die
   stabile Seitenlage (Seite 181) bringen

Bewusstlosigkeit, Ohnmacht

Mögliche Beschwerden

Patient reagiert nicht auf Ansprache oder Schmerzreiz;
Gesicht rot (bei hohem Fieber, Hirnhautentzündung,
Hitzschlag), blass (bei Kreislaufkollaps, innerer Blutung,
Schock), bläulich (bei Sauerstoffmangel, Beeinträchtigung
des Herzes)

Mögliche Ursachen

- Kreislaufkollaps
- psychischer Schock
- allergischer Schock
- Großer Blutverlust
- Herzinfarkt Herzversagen
- Schwere Atemnot
- Sehr hohes Fieber (über 40 °C)
- Hitzschlag

Sofort den Notarzt rufen

Bei Bewusstlosigkeit (das bedeutet bei einer Ohnmacht, die länger als 1 Minute andauert); bei Atem- und/oder Herzstillstand (Lebensgefahr!)

Erste-Hilfe-Maßnahmen

Atmung überprüfen: eine Hand auf den Brustkorb des Patienten legen und Atembewegungen erspüren; oder einen Spiegel vor Mund und Nase des Patienten halten (Spiegel beschlägt durch den Atem).

Puls prüfen: mit Zeige- und Mittelfinger den Puls tasten: an der Innenseite der Handwurzel unterhalb des Daumenballens oder links bzw. rechts schräg neben dem Kehlkopf an der Halsschlagader.

Das können Sie tun
Stabile Seitenlage
→ Wenn Atmung und Puls stabil sind, den Patienten auf den Rücken auf eine feste Unterlage legen, sich neben seine Seite knien, den Ihnen zugewandten Arm des Patienten angewinkelt nach oben legen, die Handinnenfläche zeigt dabei nach oben

→ Den anderen, entfernten Arm des Patienten am Handgelenk greifen, vor der Brust kreuzen, die Handoberfläche an dessen Wange legen und festhalten)

→ Mit der anderen Hand das entfernte Bein des Patienten kurz über dem Knie fassen und anziehen, den Patienten zu sich herüberziehen und das oben liegende Bein so ausrichten, dass der Oberschenkel im rechten Winkel zur Hüfte liegt

→ Den Kopf des Patienten leicht nach hinten überstrecken, sodass der etwas geöffnete Mund zum Boden zeigt, die an der Wange liegende Hand so ausrichten, dass die Atemwege frei bleiben

Bei Atemstillstand
→ Sofort den Notarzt rufen

→ Beatmen; wenn nötig Herzmassage (siehe Seite 192) durchführen

Mund-zu-Nase-Beatmung

→ Patienten auf eine feste Unterlage legen, mit dem Finger Fremdkörper oder Erbrochenes aus dem Mund entfernen (dabei seinen Kopf leicht zur Seite drehen), sich neben den Kopf knien

→ Kopf des Patienten nach hinten überstrecken, mit Ihrem Daumen durch leichten Druck gegen seinen Unterkiefer den Mund verschließen, Ihre 2. Hand stabilisiert die Stirn (Bild 1)

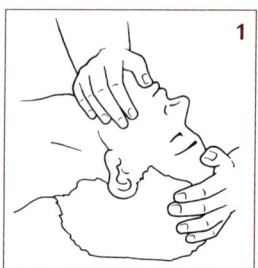

→ Tief einatmen, mit dem Mund die Nase des Patienten möglichst dicht umschließen, vorsichtig die Luft in die Nase blasen

→ Nach jeder Beatmung den Mund wieder abheben, damit der Patient wieder ausatmen kann

→ Beatmung ca. alle 4 Sekunden wiederholen

→ Atmet der Patient selbstständig, ihn in die stabile Seitenlage (Seite 181) bringen

Mund-zu-Mund-Beatmung

→ Patienten auf den Rücken legen, rechte Hand (Rechtshänder) auf sein Kinn legen, sodass der Daumen in der Mitte liegt, mit der anderen Hand seine Stirn stützen, dabei mit Daumen und Zeigefinger seine Nase zuhalten (Bild 2)

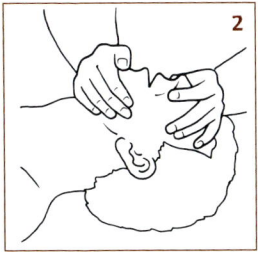

→ Den Kopf des Patienten nach hinten überstrecken, tief Luft holen, mit dem rechten Daumen das Kinn nach unten drücken (öffnet seinen Mund), mit Ihrem Mund seinen Mund möglichst dicht umschließen und vorsichtig die Luft in seine Lunge blasen

→ Nach jeder Beatmung den Mund wieder abheben, damit der Patient wieder ausatmen kann

→ Beatmung ca. alle 4 Sekunden wiederholen

→ Atmet der Patient selbstständig, ihn in die stabile Seitenlage (Seite 181) bringen

→ Immer nach 5 Atemspenden den Puls kontrollieren, bei Pulslosigkeit Herzmassage (siehe Seite 192) durchführen, ansonsten weiter beatmen, bis der Notarzt eintrifft

Bei Ohnmacht

→ Puls und Atmung sind vorhanden, der Patient ist blass und kurzzeitig nicht ansprechbar

→ Die Beine des Patienten auf einen Stuhl, eine Kiste o. Ä. in einem Winkel von 45 bis 90 Grad hoch lagern, kalten Waschlappen auf die Stirn legen

→ Wacht der Patient auf, ihn vorsichtig hinsetzen, trinken lassen

Blutungen

Mögliche Beschwerden

Austritt von hellrotem spritzenden (arteriellen) Blut oder dunkelrotem (venösen) Blut

Mögliche Ursachen

■ Verletzung eines Gefäßes in oder unter der Haut durch Schnitt, Stich, Biss o. Ä.

■ Abschürfung der Hautoberfläche (sickernde Blutung)

■ Geplatztes Gefäß in der Nase

Sofort den Notarzt rufen

Bei Bewusstlosigkeit; bei Schock; bei tiefen, klaffenden Wunden; bei pulsierenden Blutungen; bei Amputationen von Gliedmaßen

Erste-Hilfe-Maßnahmen

Lagerung: den Verletzten hinlegen, bei starken Blutungen am Arm den Arm nach oben halten.

Blutstillung: eine sterile Kompresse auf die Wunde legen, fest mit einer Mullbinde umwickeln; falls kein Verbandszeug zur Hand, sauberes Taschentuch auflegen, mit Schal oder Gürtel festbinden.

Druckverband: bei sehr starken oder pulsierenden Blutungen sofort eine Kompresse auf die Wunde drücken, mit einer Mullbinde 2- bis 3-mal umwickeln, ein Verbandpäckchen o. Ä. übcr den Wundbereich legen, mit der Binde festwickeln (nicht zu strammt!).

Reinigung: blutende Wunden nicht mit fließendem Wasser reinigen; stark verschmutzte Wunden vom Arzt säubern lassen.

Bewusstseinslage prüfen: Puls und Atmung kontrollieren, gegebenenfalls Beatmung (siehe Seite 182) und Herzmassage (Seite 192)

Das können Sie tun

Bei Nasenbluten

→ Patienten aufrecht hinsetzen, Kopf leicht nach vorne gebeugt, mit Daumen und Zeigefinger die Nasenflügel zusammendrücken

→ Eisbeutel auf den Nacken legen

Bei Blutung am Kopf

→ Sterile Kompresse aufdrücken

Bei amputierten Gliedmaßen

→ Abgetrenntes Körperteil in ein steriles Tuch wickeln, fest in einem Plastikbeutel verschließen, den Beutel in einen weiteren mit Eiswürfeln oder kaltem Wasser gefüllten Beutel geben

Hitzschlag, Sonnenstich

Mögliche Beschwerden

Heiße, trockene Haut, rotes Gesicht, Übelkeit, Erbrechen, Kopfschmerzen, Fieber bis über 40 °C mit Bewusstlosigkeit, Muskelkrämpfen, Blutdruckabfall (Kreislaufkollaps, Bewusstlosigkeit)

Mögliche Ursachen

- Bei Hitzschlag: Überhitzung des Körpers durch Wärmestau (Unterbleiben der Schweißbildung bei feucht-schwülem Wetter, körperlicher Anstrengung und falscher Bekleidung)
- Bei Sonnenstich: Hirnhautreizung durch zu lange, intensive UV-Bestrahlung vorwiegend von Kopf und Nacken
- Bei Hitzeerschöpfung: zu großer Wasser- und Mineralverlust durch Anstrengung bei Hitze und zu geringer Flüssigkeitsaufnahme

Sofort den Notarzt rufen

Bei Bewusstlosigkeit; bei hohem Fieber; bei Frieren, Zittern, Blässe und schneller Atmung (Anzeichen für drohendes Kreislaufversagen)

Erste-Hilfe-Maßnahmen

Schatten: den Patienten sofort in den Schatten bringen.
Zustand kontrollieren: Atmung und Puls des Patienten überprüfen (Seite 182), eventuell mit Atemspende (Seite 182) und wenn nötig Herzmassage (Seite 192) beginnen; bei Bewusstlosigkeit, wenn Atmung und Puls sta-

bil sind, Patienten in die stabile Seitenlage (Seite 181) bringen, Notarzt rufen.

Das können Sie tun
Bei Hitzschlag
→ Wachen Patienten mit erhöhtem Oberkörper im Schatten lagern, Kleidung öffnen, feuchte Tücher auf den Körper legen und durch Fächeln das Wasser verdunsten lassen
→ Kühle Getränke geben

Bei Sonnenstich
→ Wachen Patienten flach im Schatten lagern, den Kopf etwas erhöht
→ Den Kopf mit feuchten, kalten Tüchern kühlen

Bei Hitzeerschöpfung
→ Patienten sofort flach im Schatten lagern und zudecken
→ Wachem Patienten Wasser zu trinken geben, ruhen lassen

Knochenbrüche

Mögliche Beschwerden
Über der Bruchstelle eventuell Schwellung, unnatürliche Beweglichkeit oder Lage eines Knochens, eventuell tastbare Stufe, starke Schmerzen; bei offenem Bruch Durchstoßung der Haut mit Blutung; Taubheitsgefühl oder Lähmungen bei Wirbelbruch; Schock bis zum Herz-Kreislauf-Stillstand

Mögliche Ursachen
- Gewalteinwirkung auf einen Knochen (Sturz, Schlag o. Ä.)
- Übermäßige Beanspruchung (Ermüdungsbruch)
- Osteoporose (Knochenentkalkung), Knochenkrankheiten

Sofort den Notarzt rufen

Bei Bewusstlosigkeit; bei Verdacht auf Wirbel-, Becken-
oder Schädelbruch; bei offenem Bruch

Erste-Hilfe-Maßnahmen

Ruhigstellung: den Patienten möglichst wenig bewegen
(außer es besteht Lebensgefahr am Unfallort) und zudecken, die Bruchstelle ruhig stellen; offene Brüche sofort mit
steriler Kompresse oder sterilem Verbandtuch abdecken;
geschlossene Brüche mit feuchtem Umschlag bedecken,
lindert Schmerz und Schwellung.

Zustand kontrollieren: Atmung und Puls des Patienten
überprüfen (siehe Seite 182), eventuell mit Atemspende
(Seite 182) und wenn nötig Herzmassage (Seite 192) beginnen; bei Bewusstlosigkeit, wenn Atmung und Puls stabil sind, den Patienten vorsichtig in die stabile Seitenlage
(Seite 181) bringen.

Das können Sie tun

Bei Beinbruch

→ Verletztes Bein möglichst wenig bewegen, behelfsmäßig
ruhig stellen, bis der Notarzt eintrifft; dazu Bruchstelle
rechts und links mit zusammengerollten Decken, Klei-
dungsstücken o. Ä. in der vorgefundenen Lage abpolstern

→ Wenn kein Rettungsdienst gerufen werden kann, einige
Dreiecktücher (zur Krawatte gefaltet) vorsichtig an
mehreren Stellen unter dem verletzten Bein durchziehen, 1 oder 2 zusammengerollte Decken um das Bein
herumlegen und die Dreiecktücher fest über dem Bein
verknoten

Bei Arm-, Schulter-, Handbruch

→ Ein Ende des Dreiecktuchs vorsichtig unter dem verletzten Arm durchziehen, bis es am Ellenbogen liegt (Bild 1)

→ Das andere Ende über den Arm zur unverletzten Schulter hochschlagen, beide Enden seitlich am Hals verknoten (Bild 2), Unterarm und Hand müssen im Tuch liegen

→ Spitze des Tuchs am Ellenbogen eindrehen, feststecken

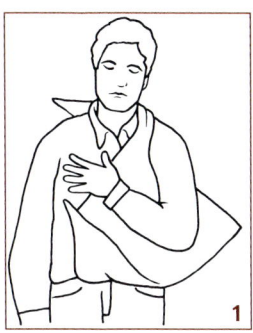 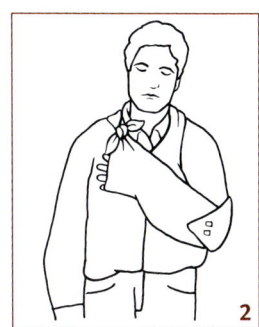

Bei Rippenbruch

→ Patienten mit leicht erhöhtem Oberkörper auf die verletzte (!) Seite lagern

→ Bewusstlosen Patienten in die stabile Seitenlage (Seite 181; auf verletzte Seite drehen!) bringen

Bei Beckenverletzung

→ Patienten möglichst nicht bewegen, leicht angezogene Beine unter den Knien mit einer gerollten Decke unterstützen

Bei Wirbelbruch

→ Wenn keine zusätzliche Lebensgefahr besteht (Unfall-ort!), den Patienten in vorgefundener Lage belassen, nicht bewegen

→ Puls/Atmung kontrollieren (Seite 180)

Bei Schädelbruch

→ Bei wachem Patienten Kopf und Schultern nur etwas höher lagern

→ Bewusstlosen Patienten mit leicht erhöht gelagertem Kopf in die stabile Seitenlage (Seite 181) bringen

Kreislaufkollaps, Herzstillstand

Mögliche Beschwerden

Der Patient reagiert nicht auf Ansprache, Hautfarbe blass (bei Kollaps, Schock, Blutung) oder bläulich (bei akutem Sauerstoffmangel)

Mögliche Ursachen

- Unfall, Verletzung (Blutverlust), Schock, allergischer Schock
- Herzinfarkt, Herzversagen
- Überdosierung von Medikamenten oder Suchtmitteln
- Kreislaufschwäche (nur kurze Ohnmacht) bei plötzlichem Blutdruckabfall

Sofort den Notarzt rufen

Bei Bewusstlosigkeit; bei Atem- oder Herzstillstand; bei (allergischem) Schock; bei schweren Verletzungen; bei Überdosierung von Suchtmitteln

Erste-Hilfe-Maßnahmen

Allgemeinzustand prüfen: Atmung und Puls kontrollieren (Seite 180); ist die Gesichtsfarbe blass oder schon bläulich, besteht Lebensgefahr; umgehend den Notarzt rufen und mit Wiederbelebungsmaßnahmen beginnen.

Das können Sie tun

Bei kurzfristiger Ohnmacht

→ Beine des Patienten hochlegen (siehe Seite 184)
→ Wenn der Patient erwacht ist, ihn aufrecht hinsetzen und ihm etwas kaltes Wasser zu trinken geben
→ Reagiert der Patient nicht auf die Maßnahmen, muss von richtiger Bewusstlosigkeit ausgegangen werden und der Patient in die stabile Seitenlage (Seite 181) gebracht werden, bis der inzwischen verständigte Notarzt eintrifft

Bei guter Atmung und regelmäßigem Puls

→ Patienten in die stabile Seitenlage (Seite 181) bringen
→ Patienten mit einer warmen Decke zudecken
→ Regelmäßig Puls und Atmung kontrollieren, bis der Notarzt eintrifft (Seite 180)

Bei Atemstillstand

→ Sofort mit der Atemspende (Seite 182) beginnen
→ Atmet der Patient wieder selbstständig, ihn in die stabile Seitenlage (Seite 181) bringen
→ Bei nicht tastbarem Puls (Herzstillstand!) zusätzlich zur Atemspende (im Wechsel) mit der Herzmassage (Seite 192) beginnen

Herzmassage

→ Patienten mit dem Rücken auf eine feste Unterlage legen und sich daneben in Brusthöhe knien

→ Den Handballen Ihrer linken Hand mit nach oben abgewinkelten Fingern auf das untere Drittel des Brustbeins legen, ca. 3 Finger breit oberhalb des Brustbeinendes (Bild 1)

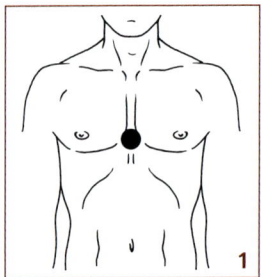

→ Den Handballen Ihrer rechten Hand auf den linken Handrücken legen, Arme strecken, dann Ihr ganzes Körpergewicht auf die Hände verlagern und das Brustbein des Patienten kräftig nach unten drücken (Bild 2)

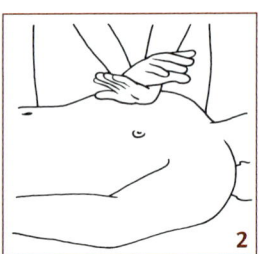

→ 30-mal (Frequenz ca. 100-mal pro Minute) das Brustbein 4 bis 5 cm tief eindrücken, dabei darauf achten, dass Ihre Arme senkrecht zum Patientenkörper sind

→ Nach 30 Herzmassagen jeweils 2 Atemspenden durchführen, dann wieder 30 Herzmassagen anschließen

→ Nach 2 Zyklen Herzmassagen und Atemspenden Puls kontrollieren (Halsschlagader, Seite 182 und 192)

→ Bei fehlendem Puls die Wiederbelebung fortsetzen, bei vorhandenem Puls, aber fehlender Atmung die Atemspende fortführen

→ Setzen Puls und Atmung wieder ein, Patienten in die stabile Seitenlage (Seite 181) bringen

Verbrennung, Verbrühung

Mögliche Beschwerden
Starke Schmerzen; Rötung und Schwellung der Haut (Verbrennung Grad 1); zusätzlich Blasenbildung (Grad 2); weiß-graue Wundflächen (Grad 3) bis Verkohlung (Grad 4); bei größeren Verbrennungen Schock und Kreislaufversagen

Mögliche Ursache
Schädigung der Haut und tiefer gelegener Gewebeschichten durch hohe Temperaturen, mit Auswirkungen auf den gesamten Organismus

Sofort den Notarzt rufen
Bei großflächigen Verbrennungen Grad 2; bei Grad 3 und 4; bei Kindern; bei Schock oder Bewusstlosigkeit; wenn Gesicht, Hals oder Genitalbereich betroffen ist

Erste-Hilfe-Maßnahmen

Löschen: brennende Personen sofort löschen (Flammen mit Wasser übergießen oder mit einer Decke oder einem großen Kleidungsstück ersticken).

Kleidung entfernen: verbrannte Kleidung vorsichtig entfernen.

Zustand überprüfen: Puls und Atmung des Patienten (siehe Seite 180) überprüfen, gegebenenfalls Atemspende (Seite 182) und bei Herzstillstand Herzmassage (Seite 192) durchführen; bei Bewusstlosigkeit (Atmung und Puls vorhanden) Patienten in die stabile Seitenlage (Seite 181) bringen.

Das können Sie tun

Kaltwasseranwendung

→ Verbrannte Haut mit fließendem, kaltem Wasser übergießen oder in kaltes Wasser tauchen (Wasser kalt bis handwarm, nicht eiskalt!)

→ Durchführen bis der Schmerz nachlässt (mindestens 10 bis 15 Minuten)

Wundversorgung

→ Nach der Wasserbehandlung die Brandwunden mit einem sterilen Verbandtuch (aus dem Erste-Hilfe-Kasten) abdecken

→ Bei Gesichtsverbrennungen feuchte, kalte Tücher auflegen

→ Brandblasen nicht öffnen und nicht mit irgendwelchen Hausmitteln bestreichen

→ Patienten vorsichtig zudecken

→ Bei Schock die Beine des Patienten hochlagern

→ Ständig Atmung und Puls kontrollieren (Kollapsgefahr!)

Vergiftung

Mögliche Beschwerden

Übelkeit, Erbrechen, Durchfall, Benommenheit bis Bewusstlosigkeit, Gang- oder Sprachstörungen, Schwindel, Schweißausbrüche, Kopfschmerzen, Atemnot

Mögliche Ursachen

- Absichtliche oder unbeabsichtigte Aufnahme einer giftigen Substanz (Nahrungsmittel, Medikamente, Pflanzen, Beeren, Benzin, Tabak, Putz- und Lösungsmittel o. Ä.)
- Schlangenbiss

Sofort den Notarzt rufen

Bei unklaren Symptomen, die eine Vergiftung möglich erscheinen lassen; bei heftigen, unklaren Bauchschmerzen; wenn ein Kind Zigarettenstummel, Medikamente o. Ä. verschluckt hat; bei einem Schlangenbiss; bei Vergiftung mit Gasen

Erste-Hilfe-Maßnahmen

Säuberung: den Mund des Patienten von Tabletten-, Pflanzen-, Nahrungsmittel- oder Zigarettenresten säubern; dabei Erste-Hilfe-Handschuhe wegen Kontaktgiften tragen.
Zustand überprüfen: Puls und Atmung (Seite 180) überprüfen, gegebenenfalls Atemspende (Seite 182) und Herzmassage (Seite 192) durchführen; bei Bewusstlosigkeit (Atmung, Puls vorhanden) den Patienten in die stabile Seitenlage (Seite 181) bringen.
Vorsicht: bei Beatmung nicht mit dem Gift in Kontakt kommen; immer Handschuhe tragen.

Das können Sie tun
Giftnotrufzentrale anrufen
→ Von der Giftnotrufzentrale (vorne im Telefonbuch) Anweisungen zum Verhalten geben lassen
→ Ohne Anweisung dem Patienten nichts zu trinken geben
→ Ohne Anweisung kein Erbrechen herbeiführen; erbricht der Patient von selbst, entsprechend helfen
Überwachung
→ Ständig Bewusstseinslage, Atmung und Puls kontrollieren, bis der Notarzt eintrifft
Bei Gasvergiftung
→ Patienten an die frische Luft bringen (unter Beachtung des Selbstschutzes!)

Verstauchung, Zerrung

Mögliche Beschwerden
Zuerst stechender Schmerz im betroffenen Gelenk oder Muskel, später Schwellung, eingeschränkte Beweglichkeit; bei Muskelzerrung normalerweise keine Schwellung

Mögliche Ursachen
- Verdrehen oder Umknicken eines Gelenks (z. B. durch Stolpern, beim Sport)
- Überdehnung eines Muskels durch plötzliche zu starke Beanspruchung (besonders bei kaltem Muskel)

Wann Sie zum Arzt müssen
Bei starken, länger andauernden Schmerzen und erheblicher Bewegungseinschränkung immer zum Arzt (Ortho-

päde) gehen, um den Verdacht auf Bänder- oder Muskelriss, Gelenkkapselverletzung oder Knochenbruch abzuklären

Erste-Hilfe-Maßnahmen
Ruhigstellung: das betroffene Körperteil nicht mehr bewegen und hochlegen; wirkt der entstehenden Schwellung entgegen.

Das können Sie tun
Bei Gelenkverstauchung
→ Das betroffene Gelenk unter fließend kaltes Wasser halten oder einige Eiswürfel in einen Waschhandschuh füllen, die betroffene Stelle damit 30 Minuten lang kühlen; mehrmals täglich anwenden
→ Das betroffene Gelenk mit Vereisungsspray kühlen (als Sofortmaßnahme bei Sportverletzungen geeignet)
→ Das Gelenk anschließend mit Johanniskrautöl einreiben und (nicht zu straff) bandagieren, danach nicht mehr belasten
Bei Muskelzerrung
→ Den Muskel mit kaltem Wasser, Eiskompresse oder Vereisungsspray kühlen (siehe oben)
→ Wenn möglich, bandagieren und ruhig halten

Wundversorgung

Mögliche Beschwerden
Verletzung der Haut, Blutung, Schmerzen, Schwellung, eingeschränkte Beweglichkeit

Mögliche Ursachen

- Verletzung der Haut und tiefer liegender Gewebe durch Schnitt, Stich, Biss, Schuss oder Quetschung
- Abschürfung der oberflächigen Hautschicht

Sofort den Notarzt rufen

Bei Bewusstlosigkeit; bei tiefen, klaffenden Wunden; bei pulsierenden Blutungen; wenn der Patient nicht transportiert werden kann; bei (Teil-)Amputation von Gliedmaßen

Erste-Hilfe-Maßnahmen

Blutstillung: siehe „Blutungen", Seite 184;
Zustand überprüfen: Puls und Atmung (Seite 180) überprüfen, gegebenenfalls Atemspende (Seite 182) und falls notwendig Herzmassage (Seite 192) durchführen; bei Bewusstlosigkeit (Atmung, Puls vorhanden) den Patienten in die stabile Seitenlage (Seite 181) bringen.

Das können Sie tun

Reinigung
→ Verbrennungs- und Verätzungswunden unter fließendem Wasser reinigen, verschmutzte Wunden vom Arzt (nicht selbst!) reinigen lassen
→ Wunde nicht mit den Fingern berühren

Verband anlegen
→ Pflasterverband bei kleinen Schnittwunden
→ Streifenverband bei größeren Wunden oder an behaarten Körperstellen
→ Wundverband bei tieferen Verletzungen
→ Druckverband bei starken Blutungen (Seite 184)

Finger-, Zehenkuppenverband

→ Ein breites Stück Heftpflaster keilförmig einschneiden

Streifenverband

→ Sterile Kompresse direkt auf die Wunde legen, mit Pflasterstreifen befestigen

Fingerverband

→ Sterile Kompresse direkt auf die Wunde legen, mit einer Mullbinde einige Male umwickeln, die Bindenrolle den Finger entlang zu Daumen und Handgelenk hinunter führen, dort befestigen

Wundverband

→ Sterile Kompresse direkt auf die Wunde legen, mit Mullbinde oder Dreiecktuch befestigen

Bei Schürfwunden

→ Fremdkörper und Verunreinigungen der Wunde vom Arzt entfernen lassen

Bei Stichwunden

→ Bei tiefen Stichwunden Patienten zum Arzt bringen

→ In der Wunde steckende Gegenstände dort belassen

Bei Bisswunden

→ Den Patienten unbedingt zum Arzt bringen (Tollwutgefahr!), die Wunde muss fachgerecht versorgt werden

Bei Platzwunden

→ Sterile Kompresse direkt auf die Wunde legen, fest mit einer Mullbinde umwickeln

→ Größere Wunde (ab ca. 2 cm) vom Arzt nähen lassen

Bei Quetschwunden

→ Wunde mit steriler Kompresse abdecken

→ Mit Eiswürfeln gefüllten Waschhandschuh zur Kühlung darüberlegen

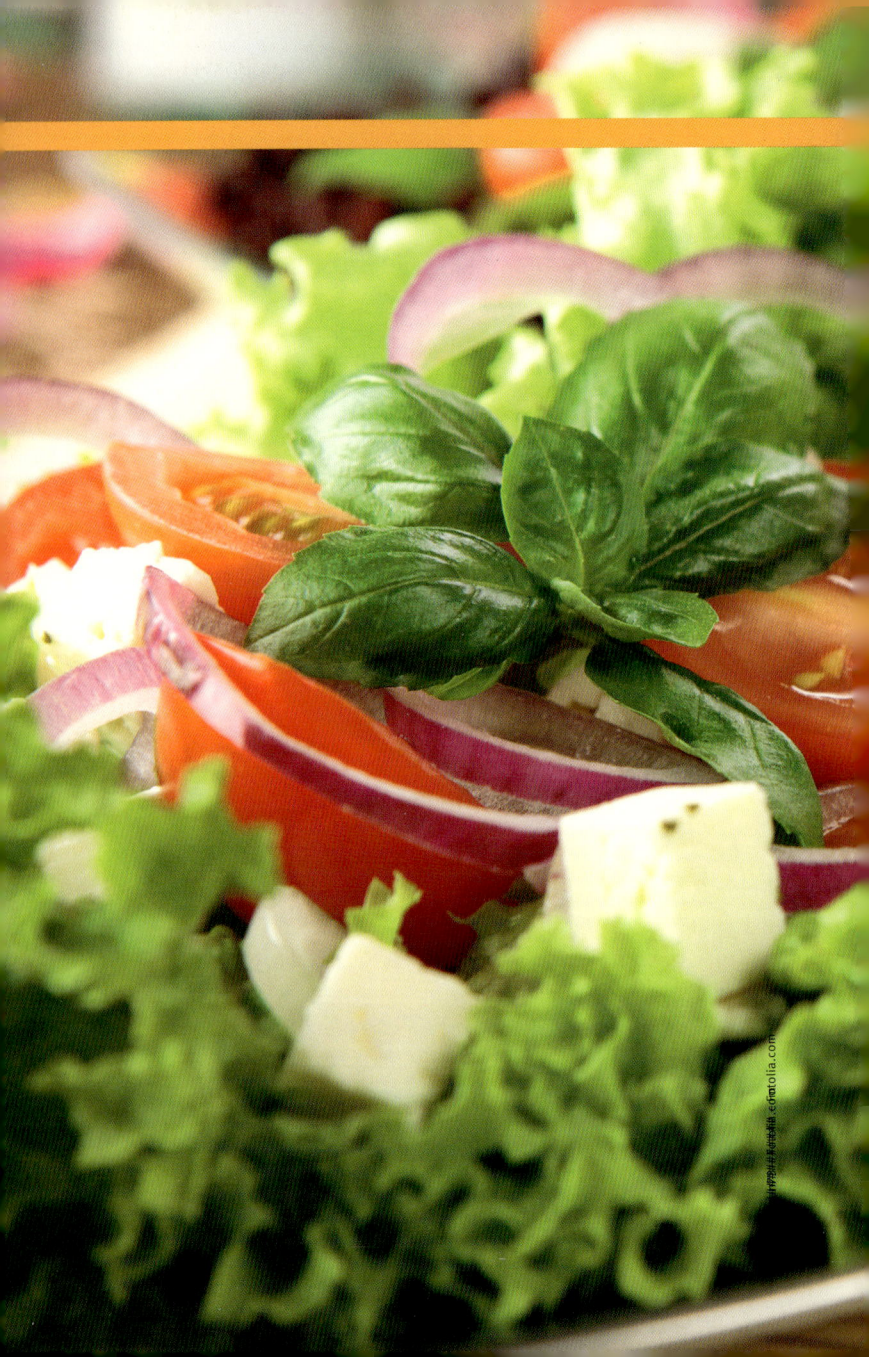

Vorbeugung durch eine gesunde Ernährung

Obst, Gemüse, Milchprodukte und Müsli sind wahre Vitamin- und Mineralstoffbomben. Sie liefern Ihrem Organismus Kraft und Energie und bringen neuen Schwung in Ihr Leben. Zusätzlich beugen diese Nahrungsmittel einer Reihe von Erkrankungen vor und helfen Ihnen auch im Krankheitsfall, wieder auf die Beine zu kommen. Fitmacher-Getränke liefern Ihrem Organismus zudem viele wichtige Biostoffe, um gegen Krankheiten gewappnet zu sein. Diese „Kraftquellen" sollten daher eine Selbstverständlichkeit auf Ihrem täglichen Speiseplan sein.

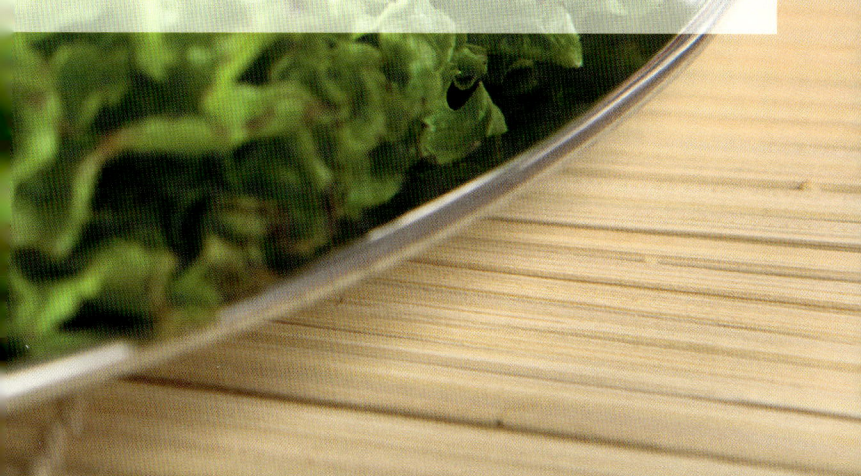

Gesundheit kann man essen und trinken!

Immer schlapp, dauernd müde und häufig krank? Vielleicht liegt es ja an der Ernährung – möglicherweise bekommt Ihr Organismus nicht genügend Biostoffe, also Vitamine, Mineralien, Spurenelemente, Ballaststoffe, Enzyme etc.

Den Speiseplan checken

Überprüfen Sie Ihre Essgewohnheiten: Stehen regelmäßig frisches Obst und Gemüse, Vollkorn- und Milchprodukte auf Ihrem Tisch? Wenn nein, sollten Sie das schnellstens ändern. Denn nur so können Sie sicher sein, dass Ihr Körper auch wirklich ausreichend versorgt ist.

Obst und Gemüse

Das sind die reinsten Vitamin- und Mineralienpakete, vor allem, wenn sie ganz frisch sind (am besten zudem aus ökologisch kontrolliertem Anbau stammen) und roh verzehrt werden. Aus Obst und Gemüse lassen sich zahlreiche Speisen und Getränke zubereiten, die nicht nur richtig Schwung geben, sondern auch noch hervorragend schmecken. Ihrer Fantasie sind bei den Kombinationen der Zutaten für Salate, Rohkostteller und frisch gepresste Säfte keinerlei Grenzen gesetzt.

Die Milch macht's

Milch und Milchprodukte liefern dem Körper vor allem wichtiges Kalzium – und dieser Mineralstoff ist nicht nur bedeutsam für Knochen und Zähne, er ist auch ein regelrechter Muntermacher.

Müsli – kerniger Genuss

Inzwischen ist das Müsli kein langweiliges Frühstück mehr. Als kraftspendende Zwischenmahlzeit ist es vor allem bei Sportlern sehr beliebt. Nicht zuletzt deswegen, weil man seine Müslizutaten wirklich nach Lust und Laune zusammenstellen kann: Flocken, Körner, Nüsse, Samen, frisches Obst, Milchprodukte, Säfte – ganz wie es beliebt und schmeckt.

Trink dich fit mit Genuss

Auf Nahrung kann unser Körper mehrere Wochen verzichten, aufs Trinken nur wenige Tage. Flüssigkeit ist daher eines der wichtigsten Dinge, die unser Organismus benötigt. Wenn dann diese Flüssigkeit noch reichlich mit Vitaminen, Mineralien und Spurenelementen versetzt ist, geben sie Ihrem Körper den besten „Treibstoff", um so richtig auf vollen Touren laufen und dauerhaft gesund bleiben zu können.

Fitmacher Obst

Obst schmeckt nicht nur gut, es ist auch ein Lieferant für viele wichtige Biostoffe, die der Organismus benötigt, um genügend Energie zu haben und fit und gesund zu bleiben. Bauen Sie daher mehrmals täglich eine, besser noch mehrere Portionen frisches Obst in Ihren Speiseplan ein – und Sie werden schnell spüren, wie neue Power in Ihr Leben kommt.

Inhaltsstoffe

- Aminosäuren: für den Stoffwechsel lebenswichtige Eiweißbausteine
- Ballaststoffe: sorgen für eine reibungslose Verdauung und senken den Cholesterinspiegel
- Enzyme: helfen u. a. dabei, Nahrungsbestandteile ins Blut aufzunehmen
- Fettsäuren: vor allem in der Obstschale steckende ergiebige Energielieferanten
- Flavonoide: farbige Pflanzenschutzstoffe, die auch den Körper vor freien Radikalen schützen können
- Kohlenhydrate: z. B. Glukose sorgt für mentale Stärke und Leistungsfähigkeit
- Mineralien: Grundnährstoffe, in größeren (Mineralien) und kleineren (Spurenelemente) Mengen vom Körper benötigt
- Vitamine: hochaktive Substanzen, die an fast allen lebenswichtigen Prozessen im Organismus beteiligt sind

Hier hilft Obst

- Bei Erschöpfung und Müdigkeit
- Bei Vitamin- und Mineralienmangel
- Gegen Nervosität, Stressbelastung und Schlafstörungen
- Während oder nach fiebrigen Erkrankungen
- Bei körperlichen Anstrengungen (Sport, Beruf etc.)

Einkaufstipps

→ Kaufen Sie möglichst immer nur Obst, das gerade Saison hat, es enthält wesentlich mehr Biostoffe als importiertes Obst oder solches aus Treibhäusern

→ Bevorzugen Sie Obst aus kontrolliert ökologischem Anbau

→ Lassen Sie Obst mit dunklen oder matschigen Stellen liegen

Wichtige Hinweise

→ Obst immer gut unter fließendem Wasser abwaschen, um mögliche schädliche Rückstände auf der Schale zu entfernen

→ Beim Kochen gehen viele wichtige Biostoffe verloren, daher Obst möglichst roh essen

Zubereitungstipps

Obstsalate: Obstsorten nach Wahl gut waschen, wenn nötig schälen, in nicht zu kleine Stücke schneiden, mit reichlich frisch gepresstem Zitronensaft beträufeln, mit etwas Honig oder Ahornsirup süßen, mit gehackten Nüssen bestreuen, 1 Stunde ziehen lassen.

Obstsaft: Obst nach Wahl (eine Sorte oder gemischt) waschen, schälen, klein schneiden, entweder im Entsafter verarbeiten oder im Mixer pürieren, mit Honig und Zitronensaft verrühren, eventuell noch etwas Mineralwasser zugeben.

Fitmacher Gemüse

Gemüse zählt zu den besten Fitmachern, die die Natur zu bieten hat. Eine Fülle von Biostoffen liefern dem Organismus Kraft und Vitalität. Ein bis zwei Portionen Gemüse täglich halten ihn dauerhaft fit und gesund.

Die Inhaltsstoffe

- Ätherische Öle: stark riechende Substanzen, mit oft antibakterieller Wirkung
- Aminosäuren: für den Stoffwechsel lebenswichtige Eiweißbausteine
- Ballaststoffe: sorgen für eine reibungslose Verdauung und senken den Cholesterinspiegel
- Enzyme: helfen u. a. dabei, Nahrungsbestandteile ins Blut aufzunehmen
- Fettsäuren: zum Teil lebenswichtige Energielieferanten
- Flavonoide: farbige Pflanzenschutzstoffe, die auch den Körper vor freien Radikalen schützen können
- Kohlenhydrate: z. B. Glukose sorgt für mentale Stärke und Leistungsfähigkeit
- Mineralien: Grundnährstoffe, in größeren (Mineralien) und kleineren (Spurenelemente) Mengen vom Körper benötigt
- Vitamine: hochaktive Substanzen, die an fast allen lebenswichtigen Prozessen beteiligt sind

Hier hilft Gemüse

- Bei Erschöpfung, Müdigkeit
- Bei Vitamin- und Mineralienmangel, Nervosität und Stress
- Bei körperlichen Anstrengungen (Sport, Beruf etc.)

Einkaufstipps

→ Kaufen Sie möglichst immer nur Gemüse, das gerade Saison hat, es enthält wesentlich mehr Biostoffe als importiertes Gemüse oder solches, das in Treibhäusern gezogen wurde

→ Bevorzugen Sie Gemüse aus kontrolliert ökologischem Anbau

→ Lassen Sie Gemüse mit dunklen Druckstellen oder matschigen Stellen liegen

Wichtige Hinweise

→ Gemüse möglichst nur sanft garen (z. B. im Dampfgarer oder Wok), sodass es bissfest bleibt, zu langes Kochen im Wasser zerstört viele der wichtigen Biostoffe

→ So oft es geht, Gemüse in Form von Rohkost essen

Zubereitungstipps

Gemüsesaft: Gemüse nach Wahl waschen, schälen, klein schneiden, entweder im Entsafter verarbeiten oder im Mixer pürieren, mit einigen Tropfen Pflanzenöl, frisch gehackten Kräutern sowie Salz und Pfeffer verrühren.

Rohkostteller: Gemüse nach Wahl waschen, putzen, in große Stücke bzw. Streifen schneiden, mit verschiedenen Dips (z. B. Kräuterjoghurt) anrichten.

Fitmacher Milchprodukte

Die Palette an Milchprodukten, die mittlerweile im Handel ist, ist schier unerschöpflich. Ganz besonders groß ist dabei die Zahl an Joghurt-, Quark- und Dickmilchzubereitungen mit den unterschiedlichsten Geschmacksrichtungen: süß, sauer, würzig, deftig etc. Und selbst Buttermilch und Kefir sind inzwischen mit verschiedenen Zutaten versetzt. Viele dieser Zubereitungen enthalten jedoch viel

Zucker, Salz, Emulgatoren, Farbstoffe und Konservierungs-mittel – eigentlich sind sie keine wirklichen Fitmacher mehr. Greifen Sie daher lieber zu naturbelassenen Milch-produkten, und fügen Sie selbst frisches Obst, Gemüse, Kräuter und Gewürze hinzu.

Inhaltsstoffe

- Eiweiß: hochwertige Proteine, die dem Körper wert-volle Aminosäuren liefern
- Milchfette: über 200 verschiedene, leicht verdauliche Fettsäuren, aber nur wenig Cholesterin
- Milchsäure: hemmt das Wachstum unerwünschter Darmbakterien, fördert die Produktion von B-Vita-minen und die Aufnahme von Kalzium im Darm
- Milchzucker: die sogenannte Laktose wird im Darm zu Milchsäure umgewandelt, reguliert die Verdauung
- Mineralien: besonders Kalzium ist wichtig, da es durch die Milchsäure sehr gut im Darm aufgenommen werden kann; vor allem in Joghurt findet sich viel Fluor, das den Zahnschmelz härtet
- Vitamine: Vitamin B_2 für den Stoffwechsel und das Wachstum, Vitamin D für die Knochen, Vitamin B_{12} für die Blutbildung und das Anlegen von Energiereserven

Hier helfen Milchprodukte

- Bei Erschöpfung, Müdigkeit
- Bei Konzentrationsstörungen
- Zur Vorbeugung von Herz-Kreislauf-Erkrankungen und Verdauungsstörungen
- Zur Stärkung der Knochen und Zähne

Einkaufstipps
→ Milch am besten in dunklen Glasflaschen kaufen,
so hält sie sich am längsten
→ Bei Joghurt probiotische Produkte bevorzugen

Wichtige Hinweise
→ Bei Unverträglichkeit von Milchzucker (Laktose-
intoleranz) können Sie eventuell auf Joghurt und Kefir
ausweichen
→ Kalziumreiche Nahrungsmittel am Abend genossen,
können bei empfindlichen Menschen zu Schlafstörungen führen
→ Bei Milch und Milchprodukten immer auf das Verfalls-
datum achten, nach Ablauf nicht mehr verwenden

Zubereitungstipps
Müslivariationen: Joghurt, Dickmilch, Buttermilch, Kefir
oder Milch zur Zubereitung von Müslis verwenden (Müsli-
rezepte siehe Seite 211).

Selbst gemachter Joghurt: 1 l Milch aufkochen, dann auf
40 °C abkühlen lassen, 1 Beutel Joghurtferment (das sind
pulverisierte Joghurtbakterien; erhältlich in Reformhäusern oder Naturkostläden) in die Milch einrühren, die
Mischung in die Gläser eines Joghurtbereiters einfüllen,
Maschine starten; nach ca. 5 Stunden (je nach Fabrikat) ist
der Joghurt fertig; im Kühlschrank aufbewahren. Immer
1 bis 2 EL Joghurt zurückbehalten, damit dann neue Kul-
turen starten.

Fruchtbuttermilch: 200 ml Buttermilch mit 50 ml frisch gepresstem Obstsaft (z. B. Orange) oder 1 pürierten Kiwi, Birne oder Mango verrühren, eventuell mit Zimt oder Honig abschmecken.

Süße Quarkspeise: 4 EL Quark mit je 50 g klein geschnittenen und pürierten Früchten nach Wahl vermischen, eventuell mit etwas Honig süßen.

Fruchtjoghurt: Zubereitung siehe Quarkspeise, nur statt des Quarks 1 Becher Joghurt oder Dickmilch verwenden.

Fitmacher Müsli

Ihrer Fantasie sind bei der Zusammenstellung von Müslis keine Grenzen gesetzt: Sie können je nach Geschmack und Vorlieben Getreideflocken, Nüsse, Samen, Trockenfrüchte, frisches Obst und Gemüse mischen, alles mit Milch, Joghurt, Dickmilch, Buttermilch, Kefir oder Säften verrühren und beispielsweise mit etwas Ahornsirup oder Honig süßen.

Inhaltsstoffe

- Ballaststoffe: regulieren die Verdauung, senken den Cholesterinspiegel und machen satt
- Kohlenhydrate: spenden lang anhaltend Energie und sättigen
- Lezithin: dient als Supernahrung für Gehirn und Nerven
- Mineralien: unterstützen den Stoffwechsel, Gehirn und Nerven und geben neuen Schwung
- Vitamine: unterstützen den Organismus und halten gesund

Hier helfen Müslis

- Bei Erschöpfung und Müdigkeit
- Gegen Verdauungsstörungen
- Vor und nach körperlichen Anstrengungen (Sport, Arbeit)

Einkaufstipps

→ Getreideflocken, Trockenfrüchte, Nüsse, Samen etc. kaufen Sie am besten in Reformhäusern und Naturkostläden

→ Joghurt oder Kefir können Sie selbst herstellen, sodass Sie immer frischen zu Hause haben (Seite 209)

Wichtige Hinweise

→ Müslimischungen immer in gut schließenden Gefäßen aufbewahren; Verfallsdaten beachten

→ Geschälte Nüsse rasch verbrauchen und nicht offen aufbewahren, da sich schnell giftige Schimmelpilze auf ihrer Oberfläche bilden können

→ Die Mengenangaben der Rezepte sind jeweils für 1 Person berechnet

Zubereitungstipps

Beerenmüsli: je 50 g Johannisbeeren, Brombeeren, Himbeeren und Heidelbeeren (wahlweise auch Tiefkühlbeerenmischung) putzen, mit 5 EL feinen Hafer- oder Dinkelflocken mischen, mit Milch oder Buttermilch aufgießen, mit Ahornsirup süßen.

Nussmüsli: je 1 TL Kürbis-, Sonnenblumen-, Mandel-, Soja- und Cashewkerne hacken, mit 1 EL Leinsamen und je 3 EL Hafer- und Dinkelflocken vermischen, mit 1 Becher

Joghurt, Dickmilch oder Kefir verrühren, mit Honig oder Ahornsirup süßen; je nach Saison einige klein geschnittene Erdbeeren oder Johannisbeeren zugeben.

Karottenmüsli: 4 Karotten putzen, fein raspeln, mit 2 EL Haferflocken, 1 Becher Joghurt, 50 ml Sanddornnektar und 1 TL Honig verrühren, mit gehackten Haselnüssen bestreuen.

||| **Inhaltsstoffe von Getreide**

- **Buchweizen:** Mineralien, Vitamine (Niazin, Vitamin E, B_1, B_2), Eiweiß, Ballaststoffe, Kohlenhydrate, Fette
- **Dinkel:** Kohlenhydrate, Fette, Ballaststoffe, Eiweiß, Vitamine (Niazin, Pantothensäure, B-Vitamine, Vitamin E)
- **Hafer:** Mineralien, Fette, Eiweiß, Kohlenhydrate, Ballaststoffe, Vitamine (Vitamin E, B_1, B_2, B_6, Niazin)
- **Hirse:** Ballaststoffe, Kohlenhydrate, Mineralien, Eiweiß, Fette

Die besten Getränke für Ihre Gesundheit

Die Powerdrinks auf den nächsten Seiten führen dem Körper nicht nur die erwähnte Flüssigkeit zu, sondern sie enthalten auch spezielle Inhaltsstoffe, die den Stoffwechsel anregen, Herz und Kreislauf auf Trab bringen, den Geist beleben und allgemein für Gesundheit und gute Laune sorgen. Sie haben noch einen weiteren Vorteil: Sie bereiten auch dem Gaumen einen Hochgenuss. Zudem können

Sie aus grünem Tee, Kefir, Matetee oder Guarana auch besonders köstliche Mixgetränke herstellen. Gerade bei Kombinationen mit frisch gepressten Obstsäften oder Sirupen sind Ihrer Fantasie keine Grenzen gesetzt.

Die Natur bietet eine Reihe von Heilpflanzen, deren Kraut, Blüten oder Wurzeln als Teeaufguss zubereitet erstaunliche Wirkungen entfalten können. Ein Tipp: Achten Sie beim Kauf der Kräuter unbedingt auf hochwertige Qualität, am besten aus ökologisch kontrolliertem Anbau.

Kaum etwas ist gesünder und schmeckt besser als frisch gepresste Obst- und Gemüsesäfte. Sie sind die reinsten Vitaminbomben! Werden sie dann noch mit speziellen Sirupen, Kräutern oder Milch und Milchprodukten kombiniert, erhält man supergesunde Köstlichkeiten, die Ihre Abwehrkräfte stärken.

Grüner Tee

Grüner Tee wird aus der gleichen Teepflanze hergestellt wie schwarzer Tee, nur wird er nicht oder nur kurz fermentiert. Grüner Tee, der nur kurz zieht, belebt und regt an.

||| **Tipp**

Grüner Tee zur Entspannung: 2 Tassen Wasser aufkochen, 5 Minuten abkühlen lassen, 1 gestrichenen TL Teeblätter mit 1 Tasse Wasser übergießen, 1 Minute ziehen lassen, weggießen. Teeblätter mit der 2. Tasse Wasser übergießen, 5 bis 8 Minuten ziehen lassen, abseihen.

Kefir

Kefir ist eine mit einem speziellen Ferment („Kefirpilz")
vergorene Milch. Durch die Gärung enthält Kefir geringe
Mengen Alkohol. Er ist ideal als spritziger, belebender
Durstlöscher für zwischendurch. Außerdem wirkt er gegen
chronische Erschöpfung und Konzentrationsmangel sowie
depressive Verstimmungen und Schlafstörungen.

Kräutertees, die wieder fit machen

Es gibt eine Reihe von Heilkräutern, die beleben und den
Geist erfrischen. Andere Kräuter wiederum wirken beruhigend auf strapazierte Nerven, lindern Nervosität und helfen, vom Alltagsstress abzuschalten. Eine dritte Gruppe von
Kräutern verbessert die Stimmungslage. Alle helfen jedoch,
auf Dauer gesund zu bleiben.

Dilltee (bei gestressten Nerven): 1 gehäuften TL Dillsamen
im Mörser oder Mixer zerkleinern, mit 1/8 l kochendem
Wasser übergießen, 10 Minuten zugedeckt ziehen lassen, abseihen. Mit etwas Honig oder Kandiszucker süßen.
2 bis 4 Tassen täglich trinken.

Rosmarinmischung (stärkt, regt an; nicht bei Bluthochdruck): Rosmarinblätter, Melissen- und Johanniskraut zu
gleichen Teilen mischen. 2 TL der Mischung mit 1/8 l kochendem Wasser übergießen, 8 Minuten zugedeckt ziehen
lassen, abseihen. Mit etwas Honig süßen. 3 Tassen täglich
trinken.

Hopfen-Baldrian-Tee (beruhigt die Nerven): Baldrianwurzeln und Hopfenzapfen im Verhältnis 3:1 mischen,
1 TL der Mischung mit 1/8 l kochendem Wasser übergießen, 10 Minuten zugedeckt ziehen lassen, abseihen. Mit
Honig süßen. 1 bis 2 Tassen täglich trinken.

Mate und Guarana

■ Die Blätter einer Stechpalmenart liefern den anregenden Matetee, der bei allgemeiner Erschöpfung und Müdigkeit und Verdauungsbeschwerden getrunken werden kann.

■ Guarana wird aus den Samen der Cupanaliane gewonnen. Es gilt als exzellenter Muntermacher und wirkt bei geistiger und körperlicher Erschöpfung und Konzentrationsschwäche sowie depressiver Verstimmung.

Vitamindrinks

Ein Schub Vitamine (und Mineralien) hilft, den Stoffwechsel anzukurbeln, die Gehirnfunktion zu verbessern, die Stimmung zu heben und das Immunsystem zu stärken.

Das Obst und Gemüse für frisch gepresste Säfte sollten möglichst aus kontrolliert ökologischem Anbau stammen. Am besten verwendet man daher nur Obst und Gemüse der Saison. Fertige Säfte guter Qualität sind in Reformhäusern, Naturkostläden und Apotheken erhältlich.

Orangenmilch: 2 Saft- oder Blutorangen auspressen, den Saft mit der gleichen Menge Buttermilch im Mixer gut vermischen und mit 2 TL Honig süßen.

Apfel-Möhren-Cocktail: 4 große geputzte Möhren und 3 säuerliche Äpfel mit dem Entsafter zu Saft verarbeiten (ersatzweise je 1/4 l Apfel- und Möhrensaft mischen), mit je 1 TL Pflanzenöl, Zitronensaft und Honig abschmecken. Mit Sonnenblumenkernen bestreuen.

Bananen-Sanddorn-Milch: 1 Banane mit 100 ml Milch pürieren, mit 150 ml Sanddornnektar verrühren, mit 1 TL Honig abschmecken.

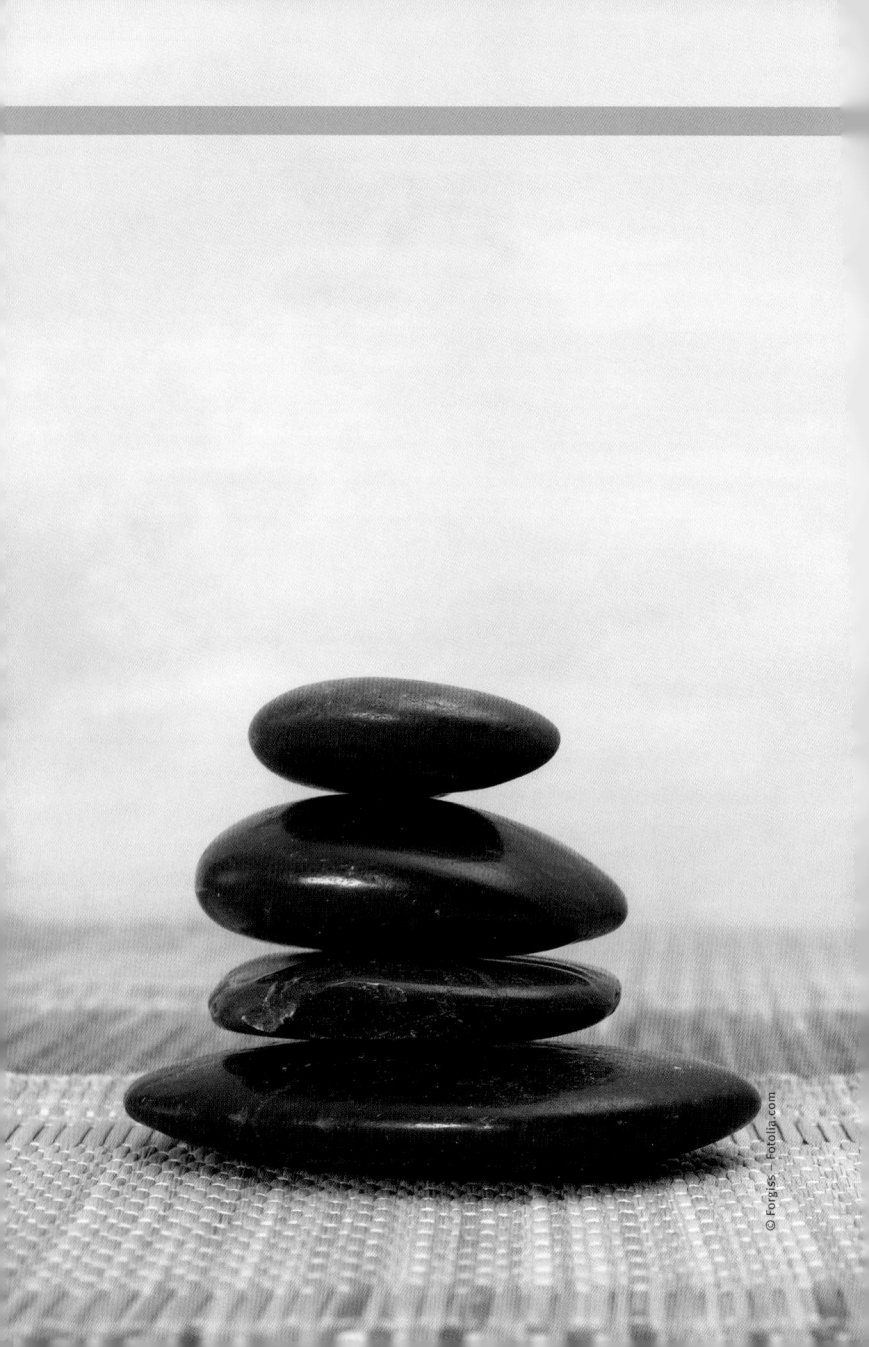

Vorbeugung durch Entspannung und guten Schlaf

Wer dauerhaft fit und gesund sein will, sollte sich entspannen und gut schlafen können. Denn wer ständig nervös ist, nicht abschalten kann und dauernd „unter Strom steht", wird Probleme bekommen. Probieren Sie die unterschiedlichen Entspannungsmethoden und Massageformen. Was Ihnen zusagt, sollten Sie regelmäßig praktizieren. Tragen Sie zudem Sorge, gut zu schlafen, denn zu wenig oder nicht erholsamer Schlaf schwächt das Immunsystem und macht den Körper anfällig für Krankheiten.

Entspannungstechniken – immer schön locker bleiben

Das ist leichter gesagt als getan! Aber mit ein bisschen Übung wird es Ihnen sicherlich gelingen, auch in besonders hektischen und stressigen Zeiten abzuschalten und wieder zur Ruhe zu kommen.

Um wirklich entspannen zu können und damit zu neuer Kraft und Energie zu gelangen, müssen Sie sich schon immer mal wieder ein klein wenig Zeit für sich selbst nehmen. Mit einer guten Tagesplanung, dem sogenannten Zeitmanagement, werden auf jeden Fall einige Minuten täglich für diese „Rückzugsphasen" übrig bleiben.

Inzwischen bieten die meisten Volkshochschulen, Gesundheitszentren, aber auch Sportvereine und sogar einige Krankenkassen Kurse an, in denen Sie die unterschiedlichsten Entspannungsmethoden von Grund auf erlernen können. Möglicherweise müssen Sie erst ein paar Methoden ausprobieren, bis Sie die für Sie richtige finden. Diese Zeitinvestition ist aber auf jeden Fall nicht vergeudet, denn am Ende haben Sie garantiert ein Mittel gefunden, das Ihnen so richtig Spaß macht, Sie wirklich tief entspannt und Körper, Seele und Geist guttut.

Regelmäßig üben

In der Zeit, in der Sie einen Kurs besuchen, sollten Sie das Erlernte auch zu Hause üben bzw. vertiefen – am besten jeden Tag. Nach Abschluss des Kurses ist es ratsam, eine Zeit lang auch daheim das volle Übungsprogramm regelmäßig zu wiederholen. Je mehr Sie die einzelnen Übungen verinnerlicht haben, desto früher setzt auch der Entspannungseffekt ein. Das bedeutet, dass Sie den Umfang Ihres Programms – wenn Sie möchten – dann langsam reduzieren können.

Grundlage richtiges Atmen

Viele Entspannungsmethoden beschäftigen sich auch mit verschiedenen Atemtechniken. Denn die meisten von uns atmen falsch. Dabei ist eine gesunde, natürlich fließende Atmung die Grundlage für Wohlbefinden, Gesundheit und Gelassenheit.

Eine „Auszeit" vom Stress hilft

- Gegen Nervosität, Gereiztheit und Unruhe
- Bei Schlafstörungen
- Bei Erschöpfung, Müdigkeit und Ausgebranntsein

Wichtige Hinweise

→ Planen Sie jeden Tag etwas Zeit ein, die Sie ausschließlich für sich selbst nutzen – optimal wäre mindestens 1 Stunde

→ Wenn irgendwie möglich, sollten Sie 1-mal im Monat 1 ganzen Tag nur für sich reservieren

Ernährungstipps

- Regelmäßig Nüsse und Samen, vor allem Sonnenblumenkerne knabbern, sie enthalten die für die Nerven wichtigen B-Vitamine und beruhigendes Magnesium
- Vollkornprodukte und Hülsenfrüchte sind ebenfalls wertvolle Nervennahrung
- Zum Abschalten und Entspannen einen beruhigenden Kräutertee trinken (Teerezepte siehe Seite 225/226)

Das stört die Entspannung

→ Stark anregende, koffeinhaltige Getränke machen vor allem empfindliche Menschen eher nervös und verhindern tiefe Entspannung: z. B. schwarzer Tee, Kaffee, kurz gezogener grüner Tee, Matetee, Colagetränke

→ Schwer verdauliches, fettes und/oder eiweißreiches Essen – vor allem auch kurz vor dem Schlafengehen – belastet den Organismus stark

→ Größere Mengen Alkohol sind kein gutes Entspannungsmittel; 1 Glas Bier oder Wein für einen gemütlichen Abend kann hingegen zum Abschalten und Wohlfühlen beitragen

→ Computerspiele sind zum Abschalten eher ungeeignet

So können Sie abschalten

Baden: ein Entspannungsbad nehmen (Rezepturen dazu siehe Seite 224), eventuell bei Kerzenlicht und gedämpfter Musik.

Entspannungsübungen: eine Entspannungstechnik (z. B. Yoga, autogenes Training, Qigong o. Ä.) erlernen und regelmäßig durchführen.

Verwöhnen lassen: regelmäßig einen Termin bei einer Kosmetikerin, einem Friseur, einem Masseur o. Ä. ausmachen und sich dort so richtig verwöhnen lassen; eventuell einen Urlaub (z. B. ein langes Wochenende) auf einer Schönheitsfarm oder in einem Wellnesshotel buchen.

Musik hören: Lieblingsmusik auflegen, im Sessel zurücklehnen und ganz in die Musik eintauchen (eventuell die Musik über einen Kopfhörer hören), nebenbei ein Glas Wein genießen.

Gedankenreise: Augen schließen und sich ganz ruhig einen wunderschönen (Urlaubs-)Ort vorstellen, dort in Gedanken langsam herumwandern, den Blick umherschweifen lassen, dabei alles Sichtbare sowie Gerüche und Klänge mit allen Sinnen in sich aufnehmen.

Massagen – anregend oder beruhigend

Massagen gehören seit Jahrtausenden zu den sanftesten und natürlichsten Heilmethoden, die die Menschen anwenden, um Schmerzen zu lindern, Krankheiten zu behandeln, um zu beruhigen oder um Kraft und Energie zu spenden. Im Lauf der Zeit wurden die unterschiedlichsten Massagetechniken entwickelt: Hände und Finger kneten, drücken, streichen, klopfen, walken usw. Einige Massageformen sind zum Beispiel:

- Akupressur
- Aromaölmassage
- Fuß- oder Handreflexzonenmassage
- Klangschalenmassage
- Klassische Massage

Sich selbst behandeln

Für einige dieser Massageformen müssen Sie nicht extra zu einem speziell ausgebildeten Masseur gehen. Sie können eine Reihe von Anwendungen finden, die Sie problemlos zu Hause an sich selbst oder an Ihrem Partner ausführen können. Sie brauchen für diese Massagen nur ein bisschen Ruhe und Zeit, relativ wenig Übung und außer Ihren Händen – je nach Massageart – nur sehr wenige zusätzliche Hilfsmittel (beispielsweise ein gutes Massage- bzw. Aromaöl oder eine Klangschale).

Kontakt aufnehmen

Mit den verschiedenen Massagemethoden können Sie vielfältige Wirkungen erzielen. Eines gemeinsam ist ihnen aber allen: Man nimmt durch die Berührung Kontakt mit dem zu Massierenden bzw. zu sich selbst auf. Man nimmt sich Zeit, um sich auf den anderen bzw. sich selbst zu konzentrieren, und lernt auf diese Weise auch den Körper des anderen bzw. seinen eigenen Körper sehr viel besser kennen. Diese intensive Beschäftigung mit dem Körper hat zusätzlich auch äußerst positive Wirkungen auf die Psyche sowie auf das Immunsystem.

Was Massagen bewirken

Mit Massagen können Sie Verspannungen der Muskulatur lösen, die Durchblutung und den Lymphfluss anregen, das Immunsystem stärken, Energiezentren stimulieren und so neue Kräfte mobilisieren, überreizte und gestresste Nerven beruhigen, die Konzentrationsfähigkeit wieder steigern, Reflexzonen anregen etc. Kurz: Sie können sich selbst oder Ihrem Partner mit einer Massage sehr viel Gutes tun.

Schlaf – gut geruht ist halb gewonnen

- Schlaf ist für den menschlichen Organismus lebensnotwendig. Im Schlaf können sich Körper, Geist und Seele erholen. Es läuft eine Unmenge von Stoffwechselprozessen ab, die dem Körper wieder Kraft für den nächsten Tag geben.

Die Schlafphasen

Gesunder Schlaf besteht aus 4 verschiedenen Phasen:

- Einschlafphase
- Tiefschlafphase
- REM-Phase (von „rapid eye movement"), d. h. Traumphase
- Aufwachphase

Besonders die Tiefschlaf- und die Traumphase (die sich mehrfach in der Nacht abwechseln) sind wichtig, damit sich der Körper richtig erholen kann. Werden diese Phasen unterdrückt, z. B. durch Medikamente oder Alkohol, nimmt der Organismus auf Dauer Schaden.

Schlafstörungen

Einmal eine Nacht nicht (d. h. natürlich nur wenig) schlafen, ist noch kein großes Problem. Den versäumten Schlaf holt sich der Körper wieder. Erst wenn es auf längere Zeit immer wieder oder gar jede Nacht zu Einschlaf-, Durchschlaf- oder Ausschlafschwierigkeiten kommt, wird es problematisch. Denn nur wer regelmäßig gut schläft, kann tagsüber fit und munter sein und gesund bleiben.

Tabletten nur für Notfälle

Schlaftabletten sollten wirklich schweren Fällen bzw. Notfällen vorbehalten sein. Und dann sollten Sie sie auch nur auf Verordnung Ihres Arztes und nur für kurze Zeit einnehmen.

Ursachenforschung

Wenn Sie Schlafprobleme haben, sollten Sie es erst einmal mit ganz einfachen, sanften und vor allem ungefährlichen

Anwendungen und Mitteln versuchen. Zuallererst überlegen Sie, was Sie eventuell am Schlafen hindert: vielleicht eine falsche Matratze, zu viel Stress, große Sorgen und Ängste, falsche Ernährungsweise etc.? Im Folgenden finden Sie viele Tipps, entspannende Anwendungen und Heiltees, die helfen, gut und erholsam zu schlafen.

Entspannungsbäder

Wer unter Stress steht, abends nervös und aufgeregt ist, vom Alltag nicht abschalten kann, hat wahrscheinlich eine große Menge an Stresshormonen im Blut – und die machen das Einschlafen unter Umständen unmöglich. Um diese Hormone abzubauen, empfiehlt es sich, vor dem Zubettgehen erst einmal wieder „runterzukommen". Kaum etwas ist dazu besser geeignet als ein warmes Wannenbad, dem beruhigende und entspannende Kräuter und Düfte zugesetzt sind.

Folgendes sollten Sie beim Baden beachten:

→ Nicht direkt nach dem Essen in die Wanne steigen

→ Vollbäder sind nicht zu empfehlen bei Herz-Kreislauf-Störungen, extrem niedrigem Blutdruck, Krampfadern und anderen Venenleiden

→ Bei Schwindelanfällen und Schweißausbrüchen das Bad sofort abbrechen

→ Keinen Alkohol beim Baden trinken, das belastet den Kreislauf zu stark

Milch-Honig-Bad: 1 Tasse Honig in 39 °C warmem Badewasser auflösen, dann 1 l Milch sowie den Saft von 2 Zitronen einrühren; 15 Minuten darin baden.

Kräuterbad: 1 l Wasser mit je 3 EL Kamille, Melisse und Lindenblüten aufkochen, 20 Minuten ziehen lassen, in ca. 39 °C warmes Badewasser abseihen; 15 Minuten darin baden.

Duftbad: je 3 Tropfen Ylang-Ylang-, Patschuli-, Lavendel-, Geranien- und Rosenöl mit 100 ml Sahne verrühren, heißes Badewasser einlaufen lassen, bereits bei der Hälfte die Duftmischung zugeben; etwa 15 bis 20 Minuten darin baden.

Heilkräuter für die Nachtruhe

Greifen Sie nicht gleich zur Schlaftablette, wenn Sie einmal nicht richtig schlafen können. Die Natur bietet Besseres: sanft wirkende Heilkräuter, die seit Urzeiten einen hohen Stellenwert in der Behandlung von Schlafstörungen haben. Bewährt haben sich neben den Einzelzubereitungen auch Kombinationen von verschiedenen Heilpflanzen. Werden die Heilkräuter über einen längeren Zeitraum regelmäßig eingenommen, verstärkt sich ihre Wirkung noch.

Melissentee: 2 TL Melissenblätter mit 150 ml kochendem Wasser übergießen, 10 Minuten zugedeckt ziehen lassen, abseihen, mit 1 TL Honig süßen; 1 Stunde vor dem Schlafengehen trinken.

Lavendeltee: 1 TL Lavendelblüten mit 1 l kochendem Wasser übergießen, 10 Minuten zugedeckt ziehen lassen, abseihen; etwa 30 Minuten vor dem Schlafengehen 1 Tasse davon trinken.

Baldriantee: 1 EL geschnittene Baldrianwurzeln mit 150 ml kochendem Wasser übergießen, 10 Minuten zugedeckt ziehen lassen, abseihen; ca. 30 Minuten vor dem Schlafengehen trinken.

Passionsblumentee: 1 gehäuften TL Passionsblumenkraut mit 150 ml kochendem Wasser übergießen, 10 Minuten zugedeckt ziehen lassen, abseihen, mit 1 TL Honig süßen; ganz kurz vor dem Schlafengehen trinken.

||| **Tipp**

Fruchtige Mischung für einen guten Schlaf: Je 30 g Basilikumblätter und Hagebuttenfrüchte mit 20 g Orangenblüten mischen, 1 EL davon mit 150 ml kochendem Wasser übergießen, 10 Minuten zugedeckt ziehen lassen, abseihen. 1 bis 2 Tassen vor dem Schlafengehen trinken.

Tipps und Tricks zum Einschlafen

Es gibt eine ganze Reihe von kleinen Tricks und Anwendungen, die Sie ausprobieren können, um sich das Einschlafen zu erleichtern. Außerdem sollten Sie einige Dinge beachten, damit Sie in den gesunden Schlaf finden:

→ Vor dem Zubettgehen immer gründlich lüften

→ Ideale Schlafzimmertemperatur ist etwa 18 °C

→ Das Schlafzimmer sollte gut abdunkelbar sein

→ Achten Sie auf eine gute, feste, aber nicht zu harte Federkern- oder Latexmatratze

→ Unter der Matratze sollte ein beweglicher Lattenrost liegen – keine starren Bretter oder quietschenden Stahlfedern

→ Wenn möglich das Bett in Nord-Süd-Richtung ausrichten, dabei sollte das Kopfende nach Norden zeigen; sonst den Lattenrost mit spezieller Magnetfolie bekleben

$\longrightarrow$ Nicht zu früh ins Bett gehen, denn man kann nicht auf Vorrat schlafen

$\longrightarrow$ Möglichst immer zur gleichen Zeit ins Bett gehen und morgens aufstehen; das sollte auch fürs Wochenende gelten

Das stört den Schlaf

$\longrightarrow$ Stark anregende, koffeinhaltige Getränke bis zu 3 (bei empfindlichen Menschen auch mehr) Stunden vor dem Zubettgehen: z. B. schwarzer Tee, Kaffee, kurz gezogener grüner Tee, Matetee, Colagetränke

$\longrightarrow$ Schwer verdauliches, fettes und/oder eiweißreiches Essen kurz vor dem Schlafengehen belastet den Organismus stark

$\longrightarrow$ Größere Mengen Alkohol (mehr als 1 Glas) lassen einen zwar einschlafen, verhindern aber die erholsamen Tiefschlafphasen, und man wacht zudem öfter auf; als Schlummertrunk ist jedoch 1 kleines Glas Bier oder Wein gelegentlich erlaubt

$\longrightarrow$ Spannende oder aufregende Fernsehsendungen bzw. Computerspiele vor dem Zubettgehen verhindern die zum Einschlafen nötige Entspannung

Das fördert den Schlaf

Schlaftees: Rezepturen siehe Seite 225.

Entspannungsbäder: Rezepturen siehe Seite 224.

Bewegung: Vor dem Schlafengehen einen kleinen Spaziergang, denn die frische Luft befreit den Kopf von Alltagssorgen.

Sport treiben: Regelmäßig Sport treiben, am besten mehrmals in der Woche; allerdings nicht am späten Abend und nicht unmittelbar vor dem Zubettgehen. Gut geeignet sind Ausdauersportarten wie Radfahren, Jogging, Walking, Inlineskating und Schwimmen, aber auch Aerobic o. Ä. helfen.

Abendessen: Abends nicht zu spät essen und möglichst nur leichte, kohlenhydratreiche Speisen (keine Rohkost) einnehmen.

Einschlafritual: 1 Glas warme Milch mit Honig, ein bestimmtes Musikstück, ein gutes Buch lesen o. Ä. vor dem Zubettgehen stimmt auf den Schlaf ein.

Kirschkernsäckchen: Erwärmtes Kirschkernsäckchen im Bett auf die Füße legen.

Duftkissen: Je 1 Tropfen Lavendel-, Rosen- und Zedernöl auf das Kopfkissen träufeln.

Entspannung: Im Bett geeignete Entspannungsübungen, wie etwa autogenes Training, durchführen.

Gedankenreise: Die Augen schließen, an einen besonders schönen Ort denken und dort in Gedanken einen langsamen, ruhigen Spaziergang machen.

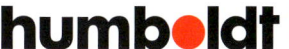
Sylvia Winnewisser

Meine homöopathische Hausapotheke

Schnell zum richtigen Mittel

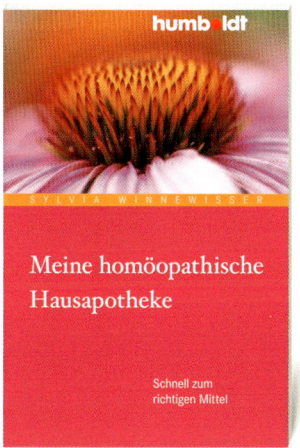

humboldt – Medizin & Gesundheit
144 Seiten, 7 Farbfotos
14,5 x 21,5 cm, Broschur
ISBN 978-3-86910-300-6
€ 9,90

- Mit Notfallapotheke
- Die wichtigsten homöopathischen Mittel

„Homöopathische Mittel können verhindern, dass eine Krankheit ausbricht oder helfen bei bestehenden, akuten wie chronischen. Das Gute ist, sie sind absolut verträglich und finden einen berechtigten Platz in der Hausapotheke. Meist verschwinden Beschwerden nach der ersten Einnahme oder bessern sich zumindest. Dieser Ratgeber, den Autorin Sylvia Winnewisser dem Leser an die Hand gibt, stellt die Alternative zur Schulmedizin dar. Sie ordnet die wichtigsten Arzneimittel für eine homöopathische Hausapotheke, gibt nützliche Tipps für eine sachgemäße Anwendung."

exclusive – Das Gesundheitsmagazin der BKK

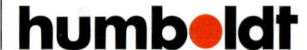

humboldt
…bringt es auf den Punkt.

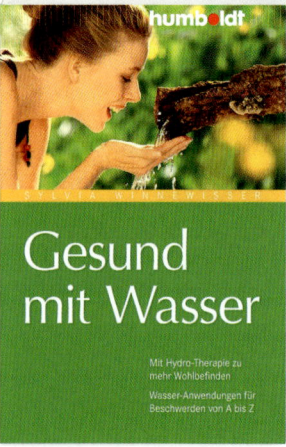

Sylvia Winnewisser

Gesund mit Wasser

**Mit Hydro-Therapie
zu mehr Wohlbefinden**

**Wasser-Anwendungen für
Beschwerden von A bis Z**

humboldt – Medizin & Gesundheit
128 Seiten, 52 Farbfotos
14,5 x 21,5 cm, Broschur
ISBN 978-3-86910-301-3
€ 9,90

- Ein praktischer Ratgeber über den positiven Einfluss
  des Wassers
- Für alle, die sich für natürliche Heilmittel interessieren

„Sylvia Winnewisser hat in ihrem Ratgeber ‚Gesund mit Wasser'
die wichtigsten Informationen rund um das Thema Wassertherapie gesammelt und präsentiert diese nun in äußerst ansprechender
Form. Nach einem eher theoretischen Teil über die Bedeutung des
Wassers für den Körper folgt ein Kapitel über die Wassertherapie.
Es werden diverse Bäder und Güsse vorgestellt und erklärt, welche Wirkung das Trinken von Tee und Wasser haben kann. Im Anschluss daran folgt dann der für die meisten Leser wahrscheinlich
interessanteste Teil des Buches. Es geht nun darum, wie die Wassertherapie auch zu Hause angewendet werden kann. Auf vielen
Seiten finden sich zusätzlich schöne Fotografien, die richtig Lust
machen, sich auch in das kühle Nass zu stürzen oder sich einen
Guss à la Kneipp zu gönnen." *Short Books.de*

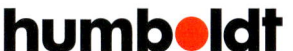

Dr. med. Peter Voitl

Kinderkrankheiten

**Das Nachschlagewerk
für Eltern**

**Alle Beschwerden
und Behandlungen
verständlich erklärt**

humboldt – Eltern & Kind
420 Seiten, 77 Farbfotos
14,5 x 21,5 cm, Broschur
ISBN 978-3-86910-610-6
€ 19,95

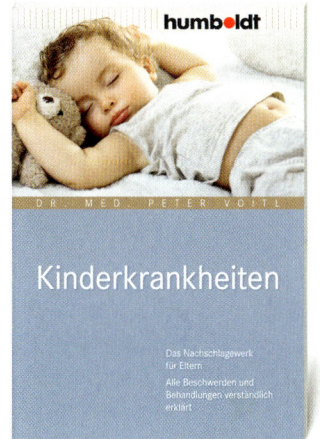

- Gezielte Information und fundierte Beratung
- Leicht verständlich erklärt vom Kinderarzt

„Kinderkrankheiten sind weit mehr als nur Masern oder Mumps. Praktisch jede Krankheit, die Erwachsene bekommen, kann auch Kinder treffen. Nur die Behandlung ist unterschiedlich. Vom Umgang mit Allergien, Tierbissen und Fieber berichtet der Autor genauso wie vom Drogenkonsum Jugendlicher, auffällig aggressivem Verhalten, Teilleistungsstörungen oder der nötigen Zahngesundheit. Ein schönes Buch, das versucht, wirklich alle Aspekte des kindlichen Lebens, vom Embryo bis zum Jugendlichen, abzudecken."

Hessische Niedersächsische Allgemeine